Des

Troubles Cardio-Vasculaires

dans les

Néphrites aiguës de l'enfance

par

Le Docteur FOUCAULT

PARIS

G STEINHEIL, ÉDITEUR

2, RUE CASIMIR-DELAVIGNE, 2

—

1910

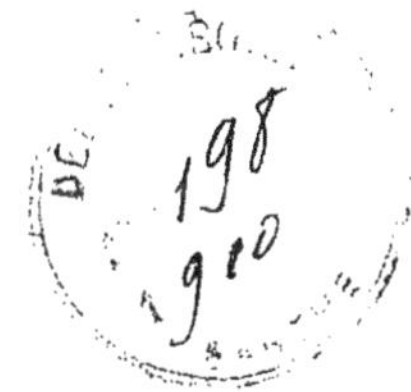

Des

Troubles Cardio-Vasculaires

dans les

Néphrites aiguës de l'enfance

PAR

Le Docteur FOUCAULT

PARIS

G STEINHEIL, ÉDITEUR

2, RUE CASIMIR-DELAVIGNE, 2

—

1910

INTRODUCTION

M. le Pr Hutinel, dans ses dissertations cliniques quotidiennes, faites aux lits de ses petits malades, a souvent attiré l'attention de son auditoire sur certaines particularités des néphrites aiguës de l'enfance, principalement les troubles cardio-vasculaires. MM. Nobécourt et R. Voisin, publièrent, en décembre 1909, douze observations fort intéressantes, et en étudièrent les phénomènes cardiaques, vasculaires et hépatiques. Mais peu nombreux sont encore les travaux d'ensemble publiés sur cette question. Aussi M. R. Voisin nous engagea-t-il à publier de nouveaux faits. Il nous offrit même très aimablement, avec l'assentiment de M. Nobécourt, quelques observations avec les graphiques de la matité précordiale. Nous en cherchâmes d'autres dans le service de M. le Pr Hutinel, et nous pûmes ainsi en réunir treize.

Nous nous efforcerons de préciser, dans ces treize cas de néphrites aiguës chez des enfants, les symptômes cardio-vasculaires et de dégager les relations qu'ils peuvent avoir entre eux. Aussi nous proposons-nous de suivre l'ordre suivant dans cette étude :

Après l'exposé de l'historique de la question, nous ferons une rapide description clinique de la néphrite aiguë pour voir comment les signes cardio-pulmonaires se présentent à nous en pratique.

Nous rapporterons ensuite nos treize observations, que nous donnerons aussi complètes que possible ; nous les analyserons et en discuterons chaque symptôme en particulier. Parlant d'abord de l'hypertension artérielle et de la matité précordiale, nous nous occuperons ensuite du bruit de galop, de l'hépatomégalie, du poids et des œdèmes et nous rechercherons les relations que ces différents troubles peuvent avoir entre eux.

Nous essaierons de montrer la succession de ces phénomènes, et d'en dégager la pathogénie.

Enfin, après avoir envisagé leur évolution et le pronostic qu'il faut porter sur ces troubles circulatoires, nous indiquerons brièvement le traitement qui leur convient en général le mieux.

Mais avant de commencer cette étude, nous sommes heureux d'exprimer nos sentiments de reconnaissance à tous ceux qui ont contribué à former notre instruction médicale et nous ont aidé de leurs conseils.

Nous adressons d'abord nos plus vifs remerciements à M. le Pr Hutinel pour le grand honneur qu'il nous fait en acceptant la présidence de cette thèse et auprès de qui nous avons toujours trouvé le plus bienveillant accueil.

Nous offrons à M. le Dr Mosny, membre de l'Académie de Médecine, l'expression de notre vive gratitude pour les marques d'intérêt qu'il n'a cessé de nous prodiguer au cours de nos études médicales, et pendant les heures difficiles de notre existence.

Que M. le Professeur-agrégé Nobécourt et M. le Dr R.

Voisin, qui ont bien voulu nous donner le sujet de cette thèse et qui, dans ce travail, nous ont facilité notre tâche en mettant complaisamment à notre disposition leur temps et leurs lumières, veuillent bien accepter nos sincères remerciements.

Que M. le Pr Pinard, M. le Pr Pozzi, MM. les Drs Méry, Schwartz, Faisans, Bonnaire, veuillent bien agréer tous nos sentiments de reconnaissance, pour l'accueil que nous avons toujours trouvé auprès d'eux et les solides connaissances médicales et chirurgicales qu'ils ont essayé de nous donner.

Nous tenons également à exprimer notre vive reconnaissance à MM. les Drs Beaufumé, Hervé, Babonneix, L. Tixier, Chifoliau, Chevassu et Mantoux, dont les sages conseils et les encouragements amicaux nous ont été fort utiles en plus d'une circonstance dans la direction de nos études médicales.

HISTORIQUE

M. le Pr Hutinel disait dans une de ses leçons cliniques. « Il y a cinquante ans l'histoire des néphrites se
résumait presque toute entière dans la constatation de
l'albumine. » Il faut en effet arriver à Rilliet, Barthez et
Sanné en 1887, pour trouver une étude approfondie des
symptômes et principalement des troubles cardio-vasculaires des néphrites aiguës chez l'enfant. Ils s'expriment
ainsi : « Dans la maladie aiguë de Bright, à côté de l'albuminurie, symptôme capital, mais variable, nous devons
en citer quelques autres moins importants, ce sont : l'hypertrophie du ventricule gauche du cœur, que l'on a constatée dans cette néphrite comme dans les autres. Plusieurs
auteurs, Friedlander, Silbermann, Steffen, Guarnièri par-
lent d'une dilatation aiguë de ce ventricule, lésion qui de-
viendrait parfois la cause d'une mort rapide. Ces asser-
tions demandent à être confirmées. » Ils ont surtout observé ces troubles cardio-vasculaires dans les néphrites
scarlatineuses. Cette maladie présente en effet si facilement des localisations rénales qu'une néphrite à étiologie

obscure éveille tout d'abord l'idée d'une scarlatine bénigne méconnue. Nous savons aujourd'hui que leurs causes sont plus variées, que l'impétigo, la diphtérie, la tuberculose, la syphilis et surtout toutes les infections du cavum et du pharynx peuvent leur donner naissance. Aussi, pour donner plus de clarté à notre exposé, allons-nous rechercher ce que les auteurs ont écrit sur chacune d'elles.

1° *Scarlatine.* — Les néphrites aiguës de cette maladie ont été les mieux étudiées, mais les documents sont relativement récents. Après Rilliet, Barthez et Sanné dont nous indiquions plus haut l'opinion, M. le Pr Hutinel en 1889 constate qu'outre l'albumine on peut cependant dans certains cas être mis sur le diagnostic de la néphrite par une certaine élévation de température, avec un peu de fréquence du pouls et, dit-il, « surtout l'augmentation du volume du cœur et du foie. Les œdèmes ne viennent qu'ensuite confirmer presque toujours l'existence de la néphrite. » Il insiste principalement sur l'état du cœur et du foie chez deux malades qui se sont présentés « beaucoup plutôt comme des cardiaques que comme des rénaux. » Il explique ce phénomène en disant que le rein retentit toujours à un certain degré sur le cœur. Mais pourquoi cette participation, presque nulle dans certains cas, devient-elle très grande dans d'autres ? L'auteur pense qu'il faut probablement tenir compte ici d'une altération cardiaque concomitante produite par la scarlatine même. Il attribue la principale cause de ces troubles fonctionnels si intenses à la myocardite, qui peut se rencontrer ici comme dans toutes les autres maladies infectieuses. Mais si chez certains malades le cœur est plus facilement pris que chez d'autres, il faut admettre chez eux un lieu de moindre ré_sistance, causée probablement par l'héridité ; témoin les familles dont tous les membres, s'ils ont pris la scarlatine, auront une complication cardio-rénale.

Quant à l'augmentation de volume du foie, il l'explique, comme les lésions des reins, par des altérations d'ordre infectieux. « Le foie, gardant son volume très longtemps, on ne peut invoquer comme cause unique l'asystolie et la stase hépatique ; il y a certainement un certain degré d'altération cellulaire, mais les lésions ne doivent pas être très profondes, car la guérison en est la règle. »

En 1899 J. Girard cite, dans sa thèse sur : *Syndrome infectieux tardif au cours de la scarlatine*, une observation de néphrite scarlatineuse, où l'on perçut un bruit de galop accompagnant une hypertrophie cardiaque.

La même année d'Anfreville de Jusquet de la Salle, dans sa thèse sur les *Souffles cardiaques sans lésions organiques, dans les fièvres éruptives et principalement la scarlatine*, rapporte un cas de néphrite aiguë scarlatineuse avec albuminurie, légers picotements des extrémités, souffle de la base du cœur et bruit de galop très net qui persista 7 jours.

Mlle Kolossowa en 1902, dans ses recherches sur la pression sanguine chez les enfants, dans les conditions physiologiques et pathologiques, avec le tonomètre de Gärtner, arrive à ces conclusions que « la scarlatine compliquée de néphrite produit une augmentation plus ou moins considérable de la pression selon la gravité des lésions rénales. »

Durand-Viel, l'année suivante, dans sa thèse, rapporte un cas de néphrite, survenue pendant la période de desquamation de la scarlatine, où il trouva une pression sanguine de 2 cent. 1/2 supérieure à la normale du même âge, constatée à l'aide du sphygmomanomètre de Potain. Il note simplement le fait sans en tirer de conclusions.

M. le Pr Roger écrivait en 1902 dans son traité des Maladies infectieuses : « Dans plusieurs cas de scarlatine lorsque la sécrétion urinaire est fortement diminuée et surtout quand elle est momentanément supprimée, la pression s'élève ; le cœur semble, par l'énergie de ses contractions, s'efforcer de vaincre la barrière rénale. On devra s'appuyer sur ce fait pour tâcher d'élever encore la pression sanguine. »

Depuis 1905, plus nombreux sont les mémoires qui traitent des troubles cardio-vasculaires au cours des néphrites aiguës de l'enfance. Cette même année MM. Nobécourt et Darré présentent à la société de Pédiatrie de Paris un enfant de 4 ans, qui pendant la période de desquamation de la scarlatine, fut atteint de néphrite aiguë avec urines rares, albumineuses, bouffissure de la face, pouls régulier bien frappé, mais avec tension artérielle très élevée. Celle-ci était de 12.5 au sphymomanomètre de Potain au lieu de 8.5 à 10, chiffre moyen donné à cet âge par Durand-Viel. Cette hypertension s'est encore accrue les jours suivants : elle atteignit 15 cent. le quinzième jour de la néphrite pour baisser ensuite progressivement et ne revenir à la normale que cinq semaines après le début de l'affection rénale.

MM. Nobécourt et Harvier présentent à la Société médicale des hôpitaux de Paris un jeune garçon de 12 ans qui fut atteint d'une légère angine, mais non suivie d'éruption ; néanmoins ils pensent à une scarlatine bénigne méconnue. Un mois plus tard il fut pris, en pleine santé apparente, de crises convulsives à type jacksonnien ; en même temps les urines étaient rares, troubles, hématuriques et fortement chargées d'albumine. La pression sanguine s'était élevée très précocement, atteignant 19 cent. au Potain le troisième jour ; mais le quatrième elle descendait à 17.5 en même temps que les crises disparaissaient sous l'influence du traitement. De plus la matité précordiale était considérablement augmentée, puisque au début on notait 107.90 de surface. Enfin on entendait un bruit de galop. MM. Nobécourt et Harvier, établissent les relations qui unissent ces divers phénomènes et admettent « qu'il est légitime de considérer les troubles cardiaques comme la conséquence de l'hypertension. Celle-ci, survenant rapidement, détermine une dilatation aiguë du cœur et l'apparition consécutive du bruit de galop. »

Par contre, dans le *Journal de Physiologie et de Pathologie générales* de la même année, MM. Nobécourt et L. Tixier, étudiant la pression artérielle dans 27 cas de scarlatine chez l'enfant, arrivent aux résultats suivants, chez dix de ces petits malades elle était plus élevée au début de la maladie qu'à la fin avec une différence de 1.5 à l'appareil de Potain. Chez douze autres cas elle était sensiblement restée la même, puisque la différence n'atteignait pas 1 cent. Enfin chez les cinq derniers la pression était moins élevée de 1 à 2 cent. au début de la maladie qu'à la fin. La scarlatine semble donc dans certains cas déterminer une élévation de la pression artérielle ; mais à partir du second septenaire elle n'aurait plus d'action manifeste hypertensive. De plus chez 21 enfants ayant présenté à un moment donné une albuminurie plus ou moins persistante, mais légère dans tous les cas et sans aucun autre symptôme de néphrite, cette albuminurie n'a pas influencé la tension artérielle. « Aussi, disent-ils, l'hypertension qui a été notée dans la néphrite aiguë post-scarlatine, doit-elle être rattachée à la complication rénale plutôt qu'à la maladie elle-même. »

Il faut rapprocher de ces cas celui rapporté par M. Nobécourt à la Société de pédiatrie de Paris, le 13 décembre 1908 ; d'une fillette de 7 ans ayant, quatre jours avant l'apparition d'une éruption de scarlatine, présenté une pression artérielle de 15 cent. au Potain, manifestement plus élevée que celle des autres enfants du même âge.

M. le Pr Hutinel a magistralement, en plusieurs leçons cliniques faites à l'Hôpital des Enfants-malades en novembre 1909, exposé les troubles circulatoires des néphrites aiguës avec anasarque ; aussi avons-nous pris pour notre chapitre des « symptômes cliniques » le schéma de sa magnifique description.

Enfin cette année même, M. Nobécourt, dans une leçon faite à l'Hôpital des Enfants-Malades, sur le « cœur dans la scarlatine chez l'enfant » revient sur ces mêmes troubles cardio-vasculaires des néphrites aiguës ; et il ajoute que « si ces phénomènes sont surtout nets dans la scarlatine c'est parce que le myocarde est manifestement troublé dans son fonctionnement du fait de la fièvre éruptive ».

Récemment Mlle Vasseur, dans sa thèse sur les

Néphrites hémorragiques chez l'enfant, montra que fréquemment elles s'accompagnent, outre les troubles cardio-vasculaires des autres néphrites aiguës de l'enfant, des symptômes d'insuffisance surrénale : asthénie, mélanodermie, signe de Sergent. Leur pronostic ultérieur est bien moins grave quand elles s'accompagnent de manifestations cliniques bruyantes que lorsque ces néphrites ont un début insidieux. Enfin, pour elle, si le rôle occasionnel du froid est indéniable, la cause déterminante est vraisemblablement dans un processus infectieux spécifique ou secondaire qu'on rencontre fréquemment dans la scarlatine.

M. Barré dans sa thèse sur *le Cœur de l'enfant dans la scarlatine*, revient sur ces troubles cardiovasculaires survenant à l'occasion des néphrites aiguës. Pour lui, les troubles fonctionnels du myocarde seraient plus fréquents que la myocardite et seraient produits par l'hypertension artérielle.

2° *Impétigo*. — Les néphrites dans les maladies de la peau, surtout l'éczéma et l'impétigo, sont connues depuis assez longtemps.

Rayer dans son traité des maladies du rein écrit : « qu'il a vu, chez un malade affecté d'un eczéma chronique et de pemphigus, survenir une cystite et une néphrite », et il observa à la Charité le 19 avril 1839, « une néphrite albumineuse survenue à la suite d'un eczéma impétignieux sur les bras, les avant-bras et les cuisses ».

A partir de 1881, les observations se multiplient, Sirugues en 1881, Boyer en 1883, Augagnenr en 1885, Marfan, Auscher relatent la présence de la néphrite avec albumine au cours de l'impétigo, mais ne mentionnent pas les troubles des appareils cardio-vasculaires.

Il faut presque arriver à nos jours pour pouvoir en lire la description clinique. M. le Pr Hutinel rapporte dans le *Journal des Praticiens* du 25 janvier 1908, l'observation d'une fillette de 10 ans présentant de l'impétigo parasitaire du cuir chevelu avec abcès et ulcérations, et chez laquelle bientôt apparurent de la bouffissure de la face et de l'œdème du cou-de-pied avec dilatation du cœur, irrégularité des bruits et galop très net ; le foie débordait les fausses côtes de quatre travers de doigt et l'albumine atteignait 2 grammes dans les urines. Quant à la tension artérielle, elle était au début légèrement surelevé (13 cent. au Potain). Rapidement à la suite d'un régime approprié, les urines augmentèrent et l'albumine disparut ; le sixième jour, le foie reprit son volume normal et le huitième le bruit de galop cessa d'être perçu.

Son élève Y. Guiard signala dans sa thèse, parmi beaucoup d'observations fort intéressantes, le cas d'une fillette de 7 ans et demi, ayant de l'impétigo et de la phtiriase, qui fit une néphrite aiguë avec troubles circulatoires assez prononcés. « Il y a, dit-il, de l'œdème des paupières, le pouls est rapide (110), irrégulier, la matité cardiaque est augmentée, le bord droit de cette matité débordant le sternum de 1 cent. et la pointe battant dans le cinquième espace intercostal ; et à l'auscultation on entend un bruit de galop très net. »

Duvernay indique aussi dans le « *Lyon médical* » de

1909 que dans certaines formes graves de néphrites impétigineuses, il existe en plus de l'œdème, « des phénomènes cardio-pulmonaires, hypertension, bruit de galop, crises de dyspnée avec ou sans œdème du poumon. » Mais en réalité, des trois malades dont il rapporte les observations, uu seul présentait un bruit de galop et la pression artérielle n'était pas signalée.

3° *Dipthérie*. — La diphtérie monomicrobienne est le type de la maladie qui réalise une néphrite toxique pure. Roux et Yersin, Enriquez et Hallion l'ont reproduite expérimentalement par injection de toxines diphtériques. Signalée par Bouchut et Empis, elle a été bien étudiée par Barbier, Morel et L. Martin. Mais si cette néphrite n'est niée par personne, les auteurs se sont peu attachés à rechercher les troubles cardio-vasculaires. Tout au plus trouvons-nous dans les conclusions de Mlle Kolossowa cette remarque « que dans les cas où il survient de l'albuminurie, on trouve une augmentation de pression les jours où on trouve de l'albumine dans l'urine et parallèle à la quantité d'albumine constatée. »

4° *Pneumonie*. — Caussade dans sa thèse de 1889 dit que « la néphrite pneumonique chez l'enfant a le triste privilège de s'accompagner d'anasarque beaucoup plus souvent que chez l'adulte » ; il cite les observations de Kees, de Wilberg, de Little. Il indique qne l'hématurie est un des symptômes constants, mais ne parle pas des troubles circulatoires.

5° ***Rougeole***. — Si le rôle pathogène de la rougeole est admis par Bagniski, par d'Espine et Picot, par Mosès, il n'en est pas moins considéré comme très rare par la plupart des auteurs. Peu nombreuses en effet sont les observations de néphrites rubéoliques. Mosès en rapporte trois cas typiques chez des enfants de 6 à 13 ans, dont deux survenus après disparition complète de l'exanthème et de la fièvre, et l'autre un peu auparavant. Il constate des œdèmes fugaces aux paupières et au scrotum, de l'albuminurie, mais pas de troubles cardiaques.

6° ***Tuberculose***. — Lavenant dans sa thèse de 1906 signale la tuberculose rénale à type néphritique, distincte de la granulie. Elle réflète fidèlement les symptômes des infections rénales aiguës : début brusque, douleurs lombaires, œdèmes, albuminurie, œdème pulmonaire et troubles cardiaques caractérisés par la dilatation du cœur et un bruit de galop. MM. Hutinel et Pr Merklen insistent sur trois ordres de faits qui peuvent dépister la nature tuberculeuse de l'affection : les antécédents bacillaires, l'hypotension au lieu de l'hypertention artérielle caractéristique des autres affections rénales, et la polyurie qui remplace l'oligurie. Les hématuries répétées n'ont qu'une valeur diagnostique causale relative.

Reitter attache ainsi une grande importance à cette hypotension artérielle.

7° ***Néphrites aiguës dites primitives***. — A côté des néphrites appelées « secondaires » et qui apparaissent au cours ou à la suite de maladies spécifiques telles que scar-

latine, diphtérie, variole, grippe, il existe une véritable
néphrite aiguë ordinairement bénigne, dite « primitive »,
que Pallegoix en 1908 a bien étudiée sous la direction de
M. Comby. En réalité cette néphrite dépend toujours
d'une cause quelconque et c'est ainsi qu'elle succède le
plus souvent à des infections du *nasopharynx comme rhi-
nopharyngite, angine légère, fièvre ganglionnaire ou vé-
gétations adénoïdes;* mais la soudaineté de la maladie,
l'importance et l'exagération brusque de ses symptômes,
masquent la plupart du temps l'affection bénigne causale.

Fanoli, en 1904, rapporta un cas de néphrite aiguë pa-
renchymateuse où il constata avec l'appareil de Riva-Rocci
une pression assez élevée, qui ne commença à descendre
qu'avec l'augmentation de la diurèse et la diminution du
taux de l'albumine.

Sur les 20 observations mentionnées dans la thèse de
Pallegoix, nous ne trouvons comme troubles cardio-vasculaires, qu'une seule fois un bruit de galop chez une fillette de 8 ans. On l'entendit le cinquième jour de la
néphrite et il disparut le quinzième en même temps que
l'albuminurie.

Muggia la même année mentionne « dans certaines néphrites aiguës une augmentation de la pression artérielle
qui a tendance à rester quelque temps au-dessus de la
normale. »

Deux importants travaux sur les troubles cardio-vasculaires au cours des néphrites de toutes causes chez l'enfant, ont été publiés en 1908. Le premier est de M. B. Olinto

qui étudia principalement le pouls et la pression artérielle avec l'appareil de Riva-Rocci. Il trouve de l'hypertension dans les néphrites aiguës, particulièrement quand elles constituent une maladie isolée et primitive, exceptionnellement quand elles compliquent une maladie infectieuse hypotensive (tuberculose, pneumonie, surtout diphtérie). Par contre il note de l'hypotension si la néphrite survient au cours d'une maladie infectieuse hypotensive ; enfin la pression reste normale dans certaines néphrites aiguës secondaires aux maladies infectieuses graves.

Le second travail est un mémoire original de MM. Nobécourt et R. Voisin, paru dans les *Archives de Médecine des enfants* sur les « troubles cardio-vasculaires dans les néphrites de l'enfant ». Ils ont observé neuf néphrites aiguës à étiologie différente et en étudiant les différents troubles circulatoires, ils arrivent aux conclusions suivantes :

1° *Pression artérielle.* — Dans cinq observations terminées par la guérison, ils remarquent que, lorsque l'examen est pratiqué d'une manière suivie, elle est plus élevée dans les premiers temps de la maladie que pendant la phase de régression et après disparition de l'albumine. L'élévation de pression des premiers jours de la néphrite, variant de 1 cent. à 2^{cm}5 constatée avec l'appareil Potain, est en général transitoire et disparaît quand s'affirme la guérison. Dans un cas de néphrite aiguë mortelle la pression est restée presque toujours au-dessus de la normale de 1^{cm} 5 à 2^{cm}. Elle commençait à baisser quand une complication infectieuse est venue provoquer son élévation et la

mort de l'enfant. Enfin dans les néphrites aiguës prolongées
« après une légère élévation du début, la tension artérielle est en général normale ou un peu faible et ne s'élève
que de temps en temps d'une façon passagère. »

2° *Matité précordiale.* — Chez l'enfant, les néphrites
aiguës déterminent au début une augmentation du volume
du cœur; la matité précordiale mesurait, en effet, $79^{cm2}68$
chez un enfant de 5 ans 1/2 le neuvième jour et $75^{cm2}53$
chez un garçon de 7 ans le huitième jour. Cette augmentation de volume du cœur se comporte différemment suivant l'évolution de la lésion rénale; dans les néphrites
curables, elle diminue dès l'amélioration et revient plus ou
moins rapidement à ses dimensions physiologiques à la
guérison. Dans le cas mortel observé, la dilatation cardiaque avait augmenté. Enfin dans la néphrite qui se prolonge, le cœur peut rester gros ou augmenter sous des
causes diverses. Comparant les données fournies par la
pression et l'étude du cœur, ils voient que l'augmentation
de la matité précordiale coïncide le plus souvent avec l'élévation de la pression artérielle et inversement.

3° *Bruit de galop.* — Les auteurs n'ont constaté qu'une
tendance au bruit de galop et encore dans deux cas seulement, coïncidant avec une forte pression artérielle et la
dilatation du cœur.

4° *Volume du foie.* — Chez quelques malades l'hypertrophie du foie a évolué comme dans les cardiopathies;

mais il n'en a pas toujours été ainsi, et le foie est resté petit alors que le cœur était très dilaté.

5° *Poids et œdèmes*. — Le plus souvent, mais pas toujours il y aurait parallélisme entre les variations du volume du cœur et des œdèmes.

SYMPTOMES CLINIQUES

Les néphrites aiguës de l'enfance diffèrent de celles de l'adulte par leur tableau clinique et aussi, comme nous le verrons plus tard, par leur évolution.

Tout d'abord l'albuminurie du début de la scarlatine doit être distinguée de la néphrite. Comme l'ont montré MM. Nobécourt et L. Tixier celle-là n'influence pas la tension artérielle, tandis que celle-ci se manifeste tout d'abord, ainsi que nous le verrons, par une hypertension manifeste. Mais elle est importante à rechercher, car elle facilite l'apparition de la néphrite et en prépare en quelque sorte le terrain; et pour M. le Pr Hutinel, « la plupart des enfants qui sont atteints de néphrite du dixième au quinzième jour de la maladie ont présenté de l'albuminurie pendant l'éruption. »

Cette néphrite de la période de desquamation, a souvent le froid pour cause occasionnelle, ainsi que le fait remarquer Mlle Vasseur; mais il faut en rechercher la cause efficiente dans les infections secondaires des amygdales, du caveau et de la pituitaire, greffées sur la scarlatine.

Son *début* est variable. Tantôt l'enfant se plaint surtout de malaise général, de fatigue, de céphalée; il a un peu de tachycardie et une fièvre légère, jusqu'au jour où les urines deviennent rares, d'aspect trouble, bouillon sale, ou jusqu'à l'apparition des œdèmes. D'autres fois l'œdème est d'emblée accentué, les urines sont peu abondantes, le petit malade se plaint de douleurs lombaires ou de troubles digestifs ; quelquefois en effet ce sont des vomissements qui ouvrent la scène. On note aussi parfois des vertiges, ou des troubles oculaires.

Enfin on peut assister à un début bruyant, au milieu d'une santé relativement bonne, par des crises convulsives ou un anasarque qui déforme l'enfant en quelques jours, ou même quelques heures. Les urines diminuent considérablement ou même se suppriment momentanément ; mais ces faits d'anurie sont assez rares chez l'enfant. Le plus souvent elles sont peu abondantes, contiennent beaucoup d'albumine et assez fréquemment du sang.

La néphrite, une fois établie, présente une symptomatologie spéciale à l'enfant ; car outre les œdèmes, les troubles cardio-vasculaires occupent la plus grande place.

L'*œdème* peut être léger et fugace ; on le voit aux paupières, au scrotum ou au devant du pubis. Une particularité en effet, importante à signaler en passant, et bien connue des médecins d'enfants est le siège d'élection de ces œdèmes, différent de celui de l'adulte. Chez celui-ci en effet, l'œdème apparaît tout d'abord aux malléoles et au devant de la partie inférieure des tibias. Chez l'enfant au contraire, c'est au scrotum chez les garçons, à la partie inférieure de l'abdomen chez les petites filles, et aux paupières et aux cous-de-pied dans les deux sexes, qu'il faut tout d'abord le rechercher. D'autres fois, il est étendu à

la plus grande partie de la surface cutanée ; c'est un véritable anasarque, l'enfant est comme bouffi, comme gonflé.
De même, tantôt il est blanc et laisse facilement un godet
à la pression ; tantôt il est dur et la peau n'est plus assez
souple pour conserver l'empreinte digitale et produire le
godet. Les séreuses sont loin d'être toujours indemnes et
il faut soigneusement en rechercher les épanchements. Ce
qui caractérise cet anasarque chez l'enfant, c'est son début
brusque et son extension rapide ; en une nuit tout le corps
peut être pris en des régions les plus variées. Ces caractères les différencient aussi de la plupart des œdèmes qui
ne sont pas d'origine rénale.

A côté des œdèmes qui la plupart du temps frappent
l'attention des parents et du médecin, il faut mentionner
les symptômes cardio-vasculaire qui, moins apparents,
n'en existent pas moins parfois avec une grande intensité.
Ils se caractérisent surtout par l'hypertension artérielle,
la dilatation du cœur, parfois un bruit de galop et des
troubles du rythme, auxquels il faut ajouter une hypertrophie lisse, régulière, parfois énorme du foie.

L'hypertension artérielle paraît précéder les modifications cardio-hépatiques. Dans les néphrites aiguës et les
poussées aiguës de néphrite chronique de l'enfant, la pression s'élève parfois d'une façon considérable. Cette augmentation persiste aussi longtemps que le processus infectieux et disparaît avec lui le plus souvent au moment de la
guérison. L'hypertension et l'intoxication suivent donc une
marche parallèle, et ainsi on peut, par la prise régulière
de la tension, suivre l'évolution de la néphrite. Mais il ne
faut pas voir là une règle absolue, et d'autres facteurs in-

terviennent pour modifier la pression, particulièrement les lésions des glandes vasculaires sanguines, les capsules surrénales, le pancréas, l'hypophyse. MM. L. Tixier et Troisier en ont tout récemment rapporté un cas avec pièces anatomiques à l'appui qui fut l'objet d'une leçon clinique de M. le Pr Hutinel à l'Hôpital des Enfants-Malades. Il faut aussi faire une exception pour les néphrites graves ayant abouti à l'asthénie cardiaque, comme dans le syndrome infectieux tardif du Pr Roger.

Cette hypertension amène bientôt un travail forcé du cœur, qui se dilate, car il n'a pas le temps de s'hypertrophier. *Cette dilatation aiguë cardiaque* dans les néphrites aiguës de l'enfance est facilement mise en relief par la percussion qui montre l'augmentation du volume de l'organe et l'élargissement de la matité précordiale; soit qu'elle déborde plus ou moins le bord droit du sternum, soit que la pointe du cœur soit déplacée en bas et en dehors. Le tracé de l'aire de cette matité précordiale en rend encore plus palpable cette dilatation, et montre par comparaison entre plusieurs graphiques pris à différents intervalles que le volume du cœur n'est pas toujours le même aux différents jours de la néphrite. Le plus souvent, après une augmentation passagère de volume, le cœur revient assez vite à son état primitif. Mais dans certains cas il n'y arrive que tardivement et même parfois reste toujours gros, bien que l'albumine et les œdèmes aient disparu depuis longtemps. Il semble donc qu'il y ait, comme nous essaierons de le montrer plus loin, des variations parallèles du volume du cœur et de l'hypertension artérielle. Le cœur en effet tend à revenir vite à son volume primitif quand la tension sanguine s'abaisse vers la normale. Quant à préciser si c'est le cœur gauche qui est seul dilaté, il est difficile de l'affirmer chez l'enfant.

Cette dilatation cardiaque amène souvent des troubles du rythme, soit que l'on perçoive un éréthisme plus ou moins prononcé, soit qu'on entende un *bruit de galop*. En général on n'observe celui-ci que quelques jours : il disparaît ensuite. Il est passager et peut facilement passer inaperçu; cela explique peut-être la rareté des observations qui en font mention. Il n'apparaît pas d'ailleurs toutes les fois que la pression s'élève ou que le cœur se dilate. Souvent il est difficile d'affirmer son existence; on ne peut parler que d'ébauche de galop ; mais dans d'autres cas on ne peut avoir de doute, il existe réellement. Sa présence est encore une des particularités des néphrites aiguës de l'enfance, car dans les néphrites chroniques on le constate moins souvent. Or, nous savons que chez l'adulte c'est le contraire que l'on observe.

Un autre symptôme presque spécial à l'enfant est l'*augmentation de volume du foie*. On voit parfois une hypertrophie énorme de cet organe, comme dans une observation de M. Nobécourt, où chez un enfant de 11 ans, le foie, d'une hauteur de 21 cent. le troisième jour de la néphrite, débordait de 7 cent. les fausses côtes. Ce cas est exceptionnel, mais nombreux sont ceux où il ne déborde que de 1 à 4 cent. le rebord costal. Cette hypertrophie n'est pas forcément en rapport avec la dilatation cardiaque, elle ne la suit pas toujours parallèlement comme dans les cardiopathies, et même elle peut faire défaut alors que le cœur est très augmenté de volume ; ce qui prouve que la stase sanguine n'est pas seule en cause.

Enfin *l'examen des urines* permettra de rattacher ces troubles cardio-vasculaires à leur véritable cause : une lésion du rein. Par leur volume, leur couleur et leur constitution elles permettent de distinguer *deux groupes de néphrites aiguës infantiles.*

Dans le premier, les urines sont peu abondantes, sales, à teinte bouillon trouble, parfois sanglantes avec souvent dépôt pulvérulent formé de sels, de leucocytes et de globules sanguins. L'albumine y est très abondante. Ce sont ces néphrites qui amènent rapidement une rétention chlorurée dans l'organisme avec gros œdèmes, et où les troubles cardio-vasculaires sont très accentués et souvent brusques dans leur apparition. L'hypertension artérielle, la dilatation aiguë au cœur, l'hypertrophie du foie et le bruit de galop se rencontrent ici avec leur maximum de fréquence.

Dans le second groupe, les urines sont rosées ou rouges, plus souvent hématuriques que dans le cas précédent, elles sont plus abondantes et contiennent moins d'albumine, les œdèmes sont moins accentués, légers et fugaces, enfin plus rarement on rencontre des modifications du côté de l'appareil circulatoire.

Comme nous venons de le voir les troubles cardio-vasculaires tiennent une grande place dans la symptomatologie des néphrites aiguës de l'enfance. Ils ne paraissent pas exister chez l'adulte avec la même fréquence, ni la même intensité. C'est ainsi que M. Castaigne écrit dans le *Manuel des maladies des reins, de Debove-Achard* : « Les symptômes cardiaques ne font pas partie intégrante de la symptomatologie des néphrites aiguës, à l'encontre de ce

qui se passe dans le cours des néphrites chroniques uré-
migènes. Toutefois nous devons dire que le bruit de galop
a été souvent signalé ». MM. Chauffard et Lœderich s'expriment ainsi dans le *Traité de médecine et de thérapeutique de Brouardel-Gilbert* : « Au cours des néphrites
aiguës, les troubles cardio-vasculaires sont peu fréquents,
sauf chez les enfants ; ils se bornent habituellement à une
hypertension artérielle passagère, avec bruit de galop et
augmentation du volume du cœur ; celle-ci paraît relever
plutôt de la dilatation que d'une hypertrophie réelle. Mais
les cas bien étudiés à ce point de vue sont rares et il y aurait là certainement une étude d'ensemble intéressante à
reprendre ». Enfin nous trouvons dans le manuel de Pierre
Merklen, intitulé : *Examen et sémiologie du cœur. Signes
physiques*, la phrase suivante : « Dans les formes
intenses et rapides d'inflammation rénale, le cœur peut
subir en quelques jours des augmentations de volume relativement considérables, tenant à sa dilatation et à son
hypertrophie. Mais il faut ajouter que ces formes de néphrite sont exceptionnelles ».

OBSERVATIONS

Obs. **I** (C. 3031). — *Néphrite aiguë scarlatineuse avec anasarque. Guérison. Dilatation cardiaque, Hypertension artérielle.*

Roger B..., six ans, entre à l'hôpital des Enfants-Malades, pavillon de la scarlatine le 5 *janvier* 1909 pour une éruption, de l'œdème et de la dyspnée.

Antécédents héréditaires. — Le père, 37 ans, est rhumatisant. La mère, 32 ans, est bien portante, 7 enfants sont nés de cette union dont six sont vivants et bien portants, un seul est mort de convulsions dans le jeune âge.

Antécédents personnels. — Cet enfant est né à terme après une grossesse normale. Il fut élevé au sein maternel jusqu'à 18 mois et marcha à 1 an. Il eut la coqueluche à 1 an et la rougeole à 14 mois.

Histoire de la maladie. — Le 15 *décembre* il eut mal à la gorge, des vomissements, une forte fièvre et du délire.

Le 17 une éruption de scarlatine se montra sur tout le corps.

L'enfant soigné chez ses parents, continuait à manger comme à l'ordinaire.

Le 1er *janvier* 1910, la mère s'aperçoit que son enfant avait la face bouffie et un peu de gêne de la respiration.

Le 5 *janvier*, l'enfant entre à l'hôpital : il est dans le vingtième jour de sa scarlatine.

Examen. — Poids 21 kil. 250. — On constate une bouffissure du visage et des paupières, de l'abdomen, du scrotum et du cou-de-pied ; c'est un anasarque généralisé.

On aperçoit aux jambes et au tronc une desquamation de la peau, surtout marquée à la plante des pieds. Il y a de gros ganglions aux aines, aux aisselles et au cou. Le ventre est souple et non douloureux.

Poumon. — Aux deux bases en arrière on trouve de la matité remontant plus haut à droite qu'à gauche et de la diminution du murmure vésiculaire sans bruits adventices. Aux deux sommets il y a des râles de bronchite.

Cœur. — Il est dilaté ; il déborde de 1 cent. le bord droit du sternum ; la pointe bat le cinquième espace intercostal un peu en dehors de la ligne mamelonnaire. L'aire de la matité precordiale donne une surface de 62 ^{cm2} 04 (*fig.* 1). A l'auscultation les deux bruits sont bien frappés et on n'entend pas de bruit de galop. Le pouls est à 96.

La tension artérielle donne 9 avec l'appareil Potain et 13,5 au sphymo-signal de Vaquez avec le compresseur A.

Le foie est gros ; il a 13 cent. de hauteur sur la ligne mamelonnaire dont 3 cent. au-dessous des fausses côtes.

La rate est perceptible.

La palpation du rein gauche est douloureuse.

La langue est saburrale sans caractères spéciaux ; les amygdales sont volumineuses mais la gorge n'est pas très rouge. Les urines sont peu abondantes (500 cc) ; elles sont foncées encouleur et contiennent une grande quantité d'albumine et de sang.

Le 7 *janvier*. — Poids 20 kil. 750. La face est un peu moins bouffie. Le cœur est toujours aussi dilaté ; le premier bruit est un peu sourd ; mais on ne constate pas de bruit de galop.

La tension artérielle est de 13,5 au Vaquez et 11,5 au Potain. Les urines sont toujours peu abondantes (450 cc.), elles contiennent 2 grammes d'albumine et toujours des cylindres hématiques et du sang. La température est de 38,4.

Le 9. — Poids 20 kil. 500 Urines 500 cc., contenant 75 centigr., d'albumine. Les œdèmes diminuent.

Le 11. — Poids 19 kil. 300. Les œdèmes ont presque totalement disparu. Les bruits du cœur et le poumon sont normaux. Température 37,2.

Le 12. — Poids 18 kil. 700. Le taux des urines émises est de 750 cc., ne contenant plus aucune trace d'albumine. L'anasarque a complètement disparu.

La matité précordiale est légèrement diminuée, la pointe bat derrière la cinquième côte, toujours en dehors du mamelon; il déborde de 1 cent., le bord droit du sternum : la surface de la matité est de $57^{cm2}06$ (*fig.* 2), la ligne horizontale mesurant $12^{cm}5$.

Le foie est toujours volumineux, débordant encore de $2^{cm}5$ les fausses côtes.

Le 19. — Poids 18 kil. 300. Urines 900 cent. cubes. Le cœur est devenu à peu près normal.

Le foie ne déborde plus les fausses côtes.

Du 19 *janvier* au 13 *février*. — Le poids oscille entre 18 kil. 500 et 19 kil. 300 et les urines varient de 1 litre et demie à 2 litres, toujours sans trace d'albumine. L'enfant quitte alors l'hôpital. La guérison est complète.

Obs. II (C. 3034). — *Néphrite aiguë scarlatineuse.*

Suzanne V..., 3 ans, entre le 6 *janvier* 1908 à l'hôpital des Enfants-Malades pour éruption de scarlatine.

Antécédents héréditaires. — Le père est mort de tuberculose pulmonaire. La mère est bien portante ; ils n'ont eu qu'un seul enfant.

Antécédents personnels. — Elle est venue à terme après une grossesse normale et a été nourrie au biberon à la campagne. A 2 ans, elle a eu la coqueluche qui s'est compliquée de bronchite; à 2 ans et demie, une gastro-entérite qui persista une douzaine de jours.

Un mois avant son entrée à l'hôpital, elle eut une bronchite et depuis ce temps elle tousse un peu.

Histoire de la maladie. — Le 5 *janvier* elle fut prise de nausées, de vomissements et eut de la fièvre; le lendemain ses parents constatant une éruption, l'amenèrent à l'hôpital.

Examen. — Poids 11 kil. 900. Le second jour de la scarlatine, on voit sur les cuisses et le tronc une belle éruption scarlatineuse. Quelques ganglions durs sont perçus aux aines. La langue est saburrale au centre, rouge sur les bords ; la gorge est rouge. Sur les amygdales hypertrophiées on aperçoit de petits points blancs d'amas pultacés et de fausses membranes. Celles-ci sont ensemencées sur sérum coagulé, mais le résultat est négatif.

Le cœur est normal.

A l'auscultation des poumons on entend des râles de bronchite dans toute la poitrine, mais principalement localisés au niveau du hile.

Température 38.8.

Le 12. — Une légère desquamation s'aperçoit.

On constate un léger œdème de la face.

La pression artérielle donne 11 c. 5 avec l'appareil Potain, et 11 ^{c2} 5 au Vaquez avec compresseur B.

Le cœur est légèrement dilaté ; il mesure 47 ^{c2} 31 de surface avec 6 cent. pour la ligne verticale et 9 cent. 5 pour la ligne horizontale (*fig.* 3).

Le pouls a 144 pulsations.

Le foie est augmenté de volume ; il a 10 cent. de hauteur et déborde de 1 cent. les fausses côtes.

Dans les urines on aperçoit des traces d'albumine.

Du 12 au 24. — l'état des organes reste stationnaire ; la bouffisure des paupières n'augmente pas et le cœur et foie ont sensiblement les mêmes dimensions que le 12 *janvier*.

Le 24. — La température remonte à 38°8 l'enfant a du coryza, du larmoiement et de la trachéite.

Le 25. — On trouve derrière les oreilles de petites macules rosées. Immédiatement la fillette est passée dans le pavillon de la rougeole, où nous n'avons pu retrouver la suite de l'observation.

Obs. **III** (B. 1432). — *Néphrite aiguë de cause ignorée. Anasarque. Guérison. Dilatation cardiaque.*

Madeleine M..., âgée de 6 ans, entre, le 16 *février* 1909, dans le service de M. le Pr Hutinel, pour de l'anasarque.

Antécédents héréditaires. — Le père est bien portant.

La mère serait atteinte de bronchite chronique; elle tousse tous les hivers et est probablement bacillaire. Ils ont deux enfants bien portants.

Antécédents personnels. — Cette enfant est née à terme; elle a été nourrie au sein jusqu'à 18 mois; au moment du sevrage elle eut des diarrhées fréquentes. Elle a marché à 13 mois, mais n'eut sa première dent qu'à 2 ans. Elle n'a jamais eu d'éruption ni de croûtes d'impetigo sur le corps.

Histoire de la maladie. — Depuis huit jours elle ne joue plus et ne mange plus, elle est triste; elle se plaint de la tête et depuis trois jours elle est constipée. Elle avait de la fièvre et l'avant-veille de son entrée à l'hôpital, sa température était de 39°2. Les parents s'aperçurent que les chevilles étaient un peu enflées, mais n'ont remarqué aucune éruption. L'enfant eut un léger coryza, mais jamais ne se plaignit du mal de gorge.

Examen. — Poids 15 kil. 650. — L'enfant est triste, abattue. Elle présente de légères traces de rachitisme, mais aucune éruption. On trouve un œdème léger au cou-de-pied et à la partie inférieure de l'abdomen, mais plus accentué à la face, qui est un peu bouffie.

Le ventre est légèrement douloureux; il y a des matières dans le gros intestin.

La rate est un peu grosse.

La palpation du rein droit est douloureuse, mais celle de l'uretère ne l'est pas.

A l'auscultation du poumon, la respiration est soufflante au hile du côté gauche. L'intradermo-réaction est positive.

Il y a des petits ganglions aux aines et au cou.

Le cœur est dilaté; la pointe bat dans le Ve espace intercostal, un peu en dehors de la ligne mamelonnaire.

A l'auscultation, on trouve un peu d'éréthisme cardiaque, quelques intermittences, mais pas de bruit de galop.

La langue est suburrale. Aucune trace d'angine dans la gorge.

L'enfant n'a émis que 250 cc. d'urines dans les vingt-quatre heures ; elles sont troubles, sanglantes, couleur bouillon sale. Avec le tube d'Esbach on note 75 centigrammes d'albumine.

Les pupilles sont normales. Il n'y a pas de contracture, ni de signe de Kœrnig ; la température est à 36°8.

Le 17 *février*. — Même état.

Le 18. — On fait un séro-diagnostic qui est négatif. On ne trouve plus que des traces d'albumine dans l'urine.

Le 19. — Les urines sont plus abondantes, presque claires, mais l'albumine persiste en très légère quantité. La bouffissure de la face a disparu.

Le 21. — La matité cardiaque a diminué et le cœur a repris ses dimensions normales.

Il n'y a plus d'albumine dans lee urines qui sont devenues claires et abondantes (650 cc.). Poids, 14 kil. 450.

Les jours suivants l'amélioration progresse. L'enfant qui avait perdu 1150 grammes de poids depuis son entrée à l'hôpital, les reprend vite et sort guérie le 12 mars, n'ayant plus ni œdèmes, ni albumine dans les urines. Sa gaieté ordinaire a reparu.

Obs. IV (B. 1480). — *Néphrite impétigineuse aiguë. Guérison. Dilatation cardiaque. Gros foie.*

Germaine B..., âgée de 7 ans 1/2, est amenée le *19 avril 1909*, dans le service de M. le Pr Hutinel, salle Parrot, à l'Hôpital des Enfants-Malades, pour de l'anasarque.

Antécédents héréditaires. — Les parents sont en bonne santé. Ils ont deux enfants : la petite malade et un garçon de 6 ans bien portant.

Antécédents personnels. — Elle est née à huit mois et fut élevée d'abord au sein maternel, puis au biberon. A deux reprises elle eut la rougeole. Elle fut soignée aussi pour la coqueluche et la varicelle.

Maladie actuelle. — Depuis un an, elle fut atteinte, à trois reprises différentes, d'impétigo ; mais à chaque fois elle fut peu ou pas soignée. La pyodermite actuelle date de trois semaines. Il y a cinq jours, on s'aperçut à son réveil qu'elle avait les paupières œdématiées. Cet œdème a été en progressant ; le lendemain il gagnait les jambes et les cuisses et le troisième jour la peau de l'abdomen était prise. Enfin, depuis deux jours, l'enfant se plaint de céphalée, mais elle n'a pas de troubles de la vue ni de crampes dans les mollets.

Examen. — Poids 22 kil. 150. On constate à son entrée un anasarque généralisé, surtout marqué à l'abdomen et à la face qui est fortement bouffie ; les cuisses et les jambes sont moins enflées.

Sur le cuir chevelu on trouve des croûtes d'impetigo et de nombreux pédiculi ; au cou et aux mains il y a des petits ganglions.

Le ventre est météorisé et on constate la présence d'une ascite légère.

Les deux reins sont sensibles à la palpation.

Le cœur est dilaté ; la pointe bat dans le cinquième espace intercostal en dehors du mamelon. On entend un roulement diastolique.

Le foie est hypertrophié et douloureux à la pression ; il déborde de 2 travers de doigts le rebord costal.

Les urines sont rares (200 cc.), de couleur bouillon sale avec teinte un peu verdâtre ; on y trouve de l'albumine en notable proportion.

L'enfant est mis au régime hydrique et n'absorbe qu'un litre d'eau.

Le 21 *avril.* — Les urines ont augmenté (1000 cc.). Le poids s'est abaissé de 250 grammes à 21 kil. 900. On donne 500 grammes de lait.

Le 22. — Les urines sont très abondantes (2 litres), claires, ne contenant plus que 50 centigrammes d'albumine. Le poids a aussi beaucoup diminué (1700 grammes depuis la veille). Les œdèmes s'en vont rapidement. On donne un litre de lait.

Le 23. — Les urines sont de 1800 cc. dans la journée et la perte de poids de 750 grammes. On ne trouve plus d'albumine. L'œdème des jambes et de l'abdomen, ainsi que l'ascite ont disparu ; la face seule reste encore un peu bouffie. La dilatation cardiaque a presque disparu et la matité précordiale est moins grande que le 19 avril. Le foie déborde encore les fausses côtes de 1 travers de doigt.

Le 27. — Le poids est descendu à 18 kil. 850. Les urines ont été de 1250 cc. ne contenant plus d'albumine.

La bouffissure de la face a disparu ; le foie ne déborde plus les fausses côtes ; seul le cœur est encore un peu gros.

Le 1er *mai*. — L'enfant sort de l'hôpital guérie, gardant peut-être encore le cœur un peu plus dilaté que normalement.

Obs. V (B. 1149). — *Néphrite Impétigineuse. Abcès multiples. Anasarque. Guérison. Bruit de galop. Dilatation cardiaque.*

Lucienne V.., âgée de quatre ans, entre le 2 *mars* 1908, salle Parrot, à l'hôpital des Enfants-Malades pour de l'albumine.

Antécédents héréditaires. — Le père est bien portant. La mère a été soignée plusieurs fois pour de l'albumine à l'hôpital. Ils ont eu deux enfants ; l'autre est bien portant.

Antécédents personnels. — Celle-ci est née à terme, a été nourrie, au sein jusqu'à quinze mois et a fait ses premiers pas à quinze mois. Elle n'a eu ni rougeole, ni scarlatine.

Histoire de la maladie. — *Le 25 avril* les parents constatent un léger degré d'enflure des membres inférieurs et le médecin appelé trouve de l'albumine dans les urines.

Examen. 3 mars. — Depuis le sommet de la tête jusqu'à la nuque on voit de nombreuses croûtes d'impétigo et des pédiculi nombreux.

Les membres supérieurs sont œdematiés.

Le foie n'est pas gros, la rate est normale, l'abdomen n'est pas douloureux.

Le cœur est très légèrement dilaté ; la pointe bat derrière la 5e côte ; l'aire de la matité cardiaque mesure $31^{\text{cm}2}12$ (*Fig.* 4). L'auscultation révèle un bruit de galog très net ; il y a de plus tendance à l'embryocardie. Le pouls est très fréquent. On note 3 gr. 50 d'albumine par litre dans les urines On traite l'impétigo.

Le 4. — L'œdème a diminué ; le bruit de galop est beaucoup moins net. Les urines ne contiennent que 3 grammes d'albumine.

Le 5. — On entend un bruit fœtal à l'auscultation du cœur. L'albumine est descendue à 50 centigrammes.

Le 8. — L'amélioration continue. Il n'y a plus qu'un très léger œdème au membre inférieur, que 20 centigrammes d'albumine dans les urines.

Le 10 et le 12. — Il n'y a plus d'albumine. Les jours suivants on en retrouve quelques traces ; l'impétigo est guéri.

Le 19. — L'enfant se plaint de douleurs dans la région temporale ; on l'examine et on trouve un abcès retro-auriculaire. Il y a 2 grammes d'albumine.

Le 20. — L'enfant est redevenu bouffie et pâle. Les urines sont rendues en très petite quantité ; elles sont hautes en couleur, bouillon sale, renfermant 13 grammes d'albumine.

Le cœur est dilaté ; il déborde le bord droit du sternum, sa pointe bat dans le 5e espace intercostal un peu en dehors du mamelon. La matité pércoridiale mesure 39^{cm2}84 (*Fig.* 5). A l'auscultation on perçoit un léger bruit de galop. Tension artérielle 10. Le foie mesure 7^{cm}75 de hauteur, mais ne déborde pas les fausses côtes.

L'abcès est ouvert et on institue le régime lacté.

Le 21. — La face est moins bouffie, le teint est pâle. Les urines sont plus abondantes, de couleur foncée ; l'analyse n'indique plus que 50 centigrammes d'albumine.

Le bruit de galop est à peine perceptible.

Le 22. — Amélioration, l'albumine tombe à 20 centigrammes.

Le 24. — Agitation de l'enfant et douleur de la jambe droite ; où l'on trouve un abcès en formation. De plus les deux jambes sont le siège d'un œdème assez abondant.

Les urines ont diminué ; on y rencontre 1 gramme d'albumine. Au cœur on perçoit nettement un bruit de galop. La matité précordiale est légèrement accrue.

Le 25. — On incise l'abcès.

A partir de cette époque l'albumine diminue progressivement. Il n'y a plus d'abcès et l'impétigo est guéri depuis longtemps.

Le 13 *avril*. — L'albumine a complétement disparu, ainsi que les œdèmes. Le cœur a repris son volume normal et on n'entend plus de bruit de galop.

L'enfant est rendue à sa famille complètement guérie.

Obs. VI (B. 1550). *Néphrite aiguë de cause inconnue. — Guérison. — Anasarque. — Hypertension artérielle. Dilatation cardiaque.*

Georgette D.., âgée de 8 ans 1/2 entre le 6 *juillet* 1909, salle Parrot à l'hôpital des Enfants-Malades pour de l'anasarque.

Antécédents héréditaires. — Les parents sont bien portants. Ils ont eu six enfants; un seul est mort de broncho-pneumonie à un an ; les autres se portent bien.

Antécédents personnels. — Elle est née à terme après une grossesse normale ; elle fut élevée au sein jusqu'à un an ; eut ses premières dents à 6 mois et marcha à un an. Elle eut la rougeole à un an et le croup à 4 ans.

Histoire de la maladie. — Le 1er juillet la mère remarque que sa fille a de la bouffissure de la face et qu'elle urine moins que d'habitude. Le 2, l'œdème augmente et gagne le dos des mains et des pieds. Le 3, l'enfant n'émet que quelques grammes d'urine ; la bouffissure augmente aux jambes, un médecin appelé prescrit le régime lacté. Le 4, la fillette se plaint pour la première fois de la gorge et de douleur à la déglutition : l'œdème augmente et les urines sont toujours rares. A aucun moment on n'a remarqué d'éruption sur le corps.

Examen. — Poids 26 kilogs. L'enfant est pâle, elle a la face bouffie, principalement les paupières. Aux mains il y a un léger œdème, mais il est surtout marqué aux jambes où il garde facilement le godet et où il remonte jusqu'aux cuisses.

Rien au cœur, pas de bruit de galop.

La langue est blanche ; la gorge n'est pas rouge.

Les urines sont rares (200ᶜᶜ), bouillon sale, contenant beaucoup d'albumine.

Le 6 *juillet*. — L'œdème des téguments est intense.

On constate un léger éréthisme cardiaque. Les urines sont de 300ᶜᶜ. L'intra-dermo-réaction est positive.

On applique cinq ventouses scarifiées sur les lombes, on donne 5 grammes d'eau-de-vie allemande, on prescrit la diète hydrique et des enveloppements chauds du thorax.

Le 7. — La bouffissure du visage a diminué.

La tension artérielle est élevée (16 au Potain). Le cœur est légèrement dilaté; il y a une ébauche de bruit de galop.

Les urines ont augmenté (900ᶜᶜ) et le poids a diminué 25 kil. 400.

Le 8. — La tension artérielle est de 15,5. Pas de bruit de galop. Les urines sont abondantes (1700ᶜᶜ) et le poids a baissé (25 kil. 150). Les œdèmes diminuent rapidement les jours suivants, ainsi que le poids :

Le 9. — Poids 23 kil. 750 — Urines 1800ᶜᶜ — Tension 13
Le 10. — Poids 22 kil. 750 — Urines 1900 — Tension 13
Le 11. — Poids 21 kil. 500 — Urines 2000
Le 12. — Poids 20 kil. 500 — Urines 1900
Le 13. — Poids 20 kil. 100 — Urines 1800 — Tension 11
Le 14. — Poids 19 kil. 750 — Urines 1900
Le 15. — Poids 19 kil. 650 — Urines 1400

Le 25. — Elle sort guérie de sa néphrite, n'ayant plus d'œdèmes et son poids étant devenu stationnaire à 19 kil. 500. L'albumine a complètement disparu.

Obs. **VII** (C. 3051). — *Néphrite aiguë scarlatineuse. Œdème.
Dilatation cardiaque. Guérison.*

Germaine C..., âgée de 8 ans 1/2, entre au pavillon de la scarlatine à l'hôpital des Enfants-Malades, le 17 *janvier* 1909.

Antécédents héréditaires. — Le père est atteint de bronchite chronique, probablement bacillaire. La mère est bien portante. Ils ont quatre enfants actuellement en bonne santé. Mais l'aînée aurait eu une pleurésie ; la seconde a eu très longtemps mal aux yeux et la dernière aurait présenté des accidents méningés à 16 mois.

Antécédents personnels. — Celle-ci est née à terme ; elle fut nourrie au sein jusqu'à 22 mois, eut ses premières dents à 5 mois et marcha à 13 mois. Elle n'a eu que la rougeole à 2 ans.

Histoire de la maladie. — L'enfant était dans une école fermée pour cause de scarlatine, mais rouverte depuis peu de temps. La veille de son entrée à l'hôpital, elle eût mal à la gorge et à la tête et quelques vomissements.

Examen. — On trouve une éruption de moyenne intensité sur le thorax, l'abdomen et les cuisses.

La gorge est légèrement rouge ; la langue est rouge sur les bords, saburrale au centre. La rate est un peu grosse. Température : 38.

Le 18 *janvier.* — Le pouls est à 120.

La pression artérielle est de 11 au Potain et de 12 avec l'appareil de Vaquez, compresseur A.

Le 22. — La pression artérielle est de 11.5. — Poids net : 22 kil. 300. Le cœur semble plus volumineux que normalement. Traces d'albumine.

Le 28. — Léger œdème de l'abdomen.

Le cœur est notablement dilaté ; il déborde de 2^{cm} le bord droit du sternum et mesure 11^{cm} pour la ligne horizontale et 7^{cm} pour la ligne verticale : ce qui donne une surface de $63^{cm2}91$ (*Fig.* 6).

Le foie hypertrophié mesure 12 centimètres et déborde les fausses côtes de 1 centimètre.

Les urines sont un peu diminuées et contiennent de l'albumine.

Le 2 *février.* — Le cœur a diminué de volume ; le foie ne déborde plus le rebord costal. Les urines sont toujours albumineuses.

Le 10. — Les œdèmes ont disparu et le cœur est sensiblement revenu à son état normal.

Le 18. — L'albumine a disparu. Le cœur est normal. Poids : 23 kil. 100.

Le 25. — L'enfant quitte l'hôpital, guérie de sa scarlatine et de sa néphrite. Poids : 23 kil. 400.

Obs. VIII (C. 3020). — *Néphrite scarlatineuse. Otite.*
Guérison. Dilatation cardiaque. — Gros foie.

Pierre K..., âgé de 9 ans, entre au pavillon Trousseau, à l'hôpital des Enfants-Malades, le 11 *février* 1909, pour une scarlatine.

Antécédents héréditaires. — Les parents sont bien portants. Il n'a qu'un frère de 7 ans 1/2 qui est également soigné pour la scarlatine.

Antécédents personnels. — Il est né à terme; fut élevé au biberon, eut ses premières dents de bonne heure et marcha à un an. Il eut la rougeole à 4 ans.

Histoire de la maladie. — Les deux frères allaient à une école fermée depuis pour cause d'épidémie. Le 30 janvier, l'enfant fut pris de frissons et de vomissements et, deux jours plus tard, il eut, sur tout le corps une belle éruption de scarlatine. Le 10 février, la mère s'aperçut que son enfant avait le visage enflé et l'amena le lendemain à l'hôpital.

Examen. — C'est un garçon bien constitué; il a la figure pâle et quelques ganglions hypertrophiés au cou et aux aînes. La face est nettement bouffie, les bourses sont légèrement œdématiées; mais les jambes n'ont rien. Il y a de la desquamation aux cuisses et au thorax.

Les bruits du cœur sont bien frappés; le foie ne déborde pas les fausses côtes.

Les urines sont peu abondantes (500^{cc}) couleur bouillon sale, non sanglantes, contenant 2 grammes d'albumine.

Température modérée à 38,2

Le 12 *février.* — L'enfant est agité. Sa température est de 38,8. Il se plaint de douleurs de l'oreille gauche.

Le 13. — Les douleurs augmentent.

Le 14. — La pression de la mastoïde n'est pas douloureuse, mais les mouvements de la mâchoire le sont beaucoup.

Les œdèmes sont stationnaires mais persistants.

Le 15. — L'état local est le même. Le pouls est à 92 et la température à 38,1.

La pression est de 11 au Potain et de 11 1/2 au Vaquez avec le compresseur A.

Le cœur est dilaté. On note 59$^{cm^2}$76 (*Fig.* 7) de surface de matité prémordiale. Il déborde de 2 centimètres le bord droit du sternum; la ligne verticale mesure 6 centimètres et la ligne horizontale 12 centimètres. La pointe bat très peu en dehors de la ligne mamelonnaire.

Le foie est très hypertrophié; il déborde de 4 centimètres les fausses côtes et mesure 14 centimètres de hauteur.

L'albumine est abondante dans les urines.

Le 16. — Un écoulement purulent se fait par l'oreille gauche; les douleurs sont aussi vives.

Les urines sont toujours rares et l'albumine abondante.

Le 18.— Le pouls est à 88; le cœur est arythémique; la pression artérielle est de 11 au Potain et de 12,25 au Vaquez avec le compresseur A.

Le cœur est plus dilaté que le 15 février, puisque la surface de matité est aujourd'hui de 75$^{cm^2}$53 (*Fig.* 8) la pointe est très déviée en dehors; elle bat à 2 centimètres en dehors du mamelon, derrière la 5me côte.

Le foie, par contre, a diminué de volume, puisqu'il ne déborde plus que de 3 centimètres le rebord costal.

L'écoulement otique est très abondant.

La bouffissure de la face, l'œdème des bourses ont peu progressé.

Le 23.— La pointe du cœur ne bat plus qu'à 1 centimètre en dehors du mamelon; l'écoulement est moins abondant.

Le 28.— On ne trouve plus que 1 gramme d'albumine dans les urines qui sont de 900^{cc} dans les vingt-quatre heures. L'œdème des bourses a disparu.

Le 4 *mars*. — L'écoulement persiste, mais minime. On ne trouve que 0,50 d'albumine dans les urines.

Le 10.— On ne constate qu'une goutte de pus le matin dans l'oreille du petit malade; la face n'est plus bouffie. La surface de matité pricordiale n'est plus que de 54$^{cm^2}$78, les bruits du cœur sont bien frappés. Le foie déborde encore de 1 centimètre les fausses côtes. On ne trouve plus d'albumine dans les urines.

Le 20, — L'albumine et l'écoulement ont complètement disparu ; l'enfant est guéri et sort de l'hôpital.

Obs. IX (BARRÉ, résumée).—*Néphrite aiguë scarlatineuse. Hypertension artérielle. Dilatation cardiaque. Gros foie.*

Ernest F..., âgé de 4 ans, entre, le 25 *août* 1905, à l'hôpital des Enfants-Malades, pour une scarlatine de moyenne intensité. La maladie a commencé brusquement le 24 et l'éruption est apparue le lendemain : rien d'anormal, pas d'albuminurie.

Le 2 *septembre*. — La desquamation est légère, mais caractéristique.

Le 8.— L'angine qui avait bien diminué reparaît plus intense avec adénopathie sous-maxillaire bilatérale assez prononcée ; l'examen bactériologique montre qu'il s'agit d'angine à streptocoques.

Le 10. — Les urines sont rares, plus colorées, non albumineuses.

Le 12. — Elles contiennent un gramme d'albumine.

Le 13.— On constate une bouffissure de la face, qui s'accentue un peu les jours suivants, tout en restant légère ; on ne trouve aucun autre œdème. La face est pâle. Le pouls est régulier, bien frappé. La tension artérielle est élevée, on la trouve de 12 sphygmomanomètre de Potain.

Les urines sont rares, couleur bouillon sale ; elles contiennent 1 gr. 60 d'albumine par vingt-quatre heures. L'examen microscopique montre qu'elles sont surtout sanglantes.

Le foie déborde les fausses côtes de deux travers de doigt.

La rate est augmentée de volume.

Les bruits du cœur sont sourds, surtout le premier qui paraît un peu prolongé.

Le 18.— Survient un purpura intense. Il y a de l'assourdissement des bruits du cœur et de l'arythmie.

La tension artérielle est de 12 1/2.

Le 19.— La tension est de 15.

Le 20.— La tension est de 11 1/2. Le cœur est très hypertrophié ; la pointe dans le 5ᵉ espace à deux travers de doigt en dehors du mamelon ; la matité cardiaque déborde le bord droit du sternum de 1/2 centimètre environ. La surface de la matité précordiale, mesurée au Potain est du 58ᶜᵐ²10 (*Figure 9*).

Le foie déborde toujours de 4 centimètres.

Le 22. — Tension artérielle 11 1/2.

Le 23. — Tension artérielle 12 1/2.

Le 25. — Tension artérielle 12 1/2, le purpura a disparu.

Le 27. — Tension artérielle 11 1/2.

Le 2 *octobre*. — Tension 10 1/2, pouls à 100 régulier.

Le 4. — Une otite gauche à streptocoques apparaît.

Le 6. — Tension artérielle 13, pouls à 102 régulier. On perçoit un bruit de galop très net. Le cœur est très volumineux.

Le 7. — Tension 9 1/2.

Le 10. — Tension 8/2. On remarque encore un léger bruit de galop ; le cœur est gros. L'albumine existe encore, mais en minime quantité (16 centigrammes dans les vingt-quatre heures.

Le 20. — Tension 12 1/2. Le cœur a diminué de volume. La pointe bat dans le 5ᵉ espace à 3 centimètres en dehors du mamelon ; la matité mesure 49ᶜᵐ² 38 (*Fig.* 10).

Le foie ne déborde que de 2 cent. les fausses côtes.

Le 27. — Tension 12 1/2. La pointe du cœur ne bat plus qu'à 2 cent. en dehors de la ligne mamelonnaire. Surface de 43ᶜᵐ² 57. On ne constate plus d'albumine dans les urines.

Le 20 *novembre*. — Tension 12 1/2.

Le 13 *décembre*. — Tension 12 1/2.

Obs. X (D. 306). — *Néphrite probablement scarlatineuse. Anasarque. Dilatation cardiaque. Péritonite bacillaire.*

Marcel L..., 11 ans, entre le 2 *août* 1909, à l'hôpital des Enfants-Malades, salle Bouchut, pour de l'anasarque.

Antécédents héréditaires. — Le père tousse depuis plusieurs années. La mère est bien portante. Ils ont six enfants vivants et bien portants.

Antécédents personnels. — Il est né à terme après une grosssese normale ; il fut élevé au lait bouilli, eut sa première dent à 8 mois et marcha à 13 mois. Il n'eut comme maladie que la rougeole à 6 mois, sans complication.

Histoire de la maladie. — Le 29 juin, l'enfant se plaignit de mal de gorge et de céphalée ; pendant quatre jours il eut des vomissements, de la diarrhée, qui cessèrent pour ne reprendre que le 31 *juillet* avec des douleurs dans le ventre.

Le médecin qui le vit pensa à une scarlatine, mais l'enfant ne présenta jamais d'éruption. De plus, la mère remarqua que depuis quinze jours environ, l'enfant avait de la bouffisure de la face.

Examen. — Poids 28 kil. 900. Il présente de l'œdème aux membres inférieurs, aux bourses et à la face, œdème blanc dur, produisant difficilement le godet.

La langue est dépouillée, la gorge rouge.

On voit quelques traces de desquamation surtout marqués à la plante du pied gauche.

Pas de myosis. Le ventre contracturé est impossible à palper.

Le cœur est un peu gros. Il n'y a pas de bruit de galop.

Le foie déborde de 1^{cm} les fausses côtes ; il mesure 14^{cm}.

La pression artérielle est de 11^{cm}.

Les urines sont rares (150 cc.); elles contiennent 10 grammes d'albumine.

Au poumon, il y a de la diminution de la sonorité, respiration soufflante et expiration légèrement prolongée dans la fosse sus-épineuse droite.

Le 4 *août.* — Il y a 13 grammes d'albumine et 250 cc. d'urine.

Le 5. — Urines 300 cc. Albumine 10 grammes.

La pression est au Potain de 11.

Le 6. — Albumine 9 grammes, urines 200 cc.

Le cœur est dilaté, le foie hypertrophié.

Le 7. — La pression est de 10,75.

Le cœur est très dilaté. La pointe bat sous la 7e côte. Il mesure 16^{cm} sur la ligne horizontale et 8^{cm}5 sur la ligne verticale ; l'aire de la matité précordiale est ainsi de 112 $^{cm^2}$ 88 (*Fig.* 11).

Il n'a pas de bruit de galop.

Le foie a toujours 14^{cm} et déborde de 1^{cm}.

On donne deux gouttes de digitaline pendant cinq jours. Il n'a eu jusqu'à présent comme boisson que 1/4 de litre de lait et 1/2 litre d'eau lactosée.

Le 8. — Albumine 9 grammes. Poids 27 kil. 900.

Le 9. — Albumine 7 grammes. Urines 900 cc. L'œdème des bourses persiste ; celui des membres diminue.

Le 11. — Albumine 3 grammes. Urines 450 cc. Poids 27 kil. 500. La pression donne 11.

Le 13. — Poids 27 kilogs. Urines 700 cc. Albumine 6 grammes. La pression est de 12.

On trouve à la base droite du poumon une respiration faible, un peu soufflante avec submatité.

Le 14. — Poids 26 kil. 500. Urines 580 cc.

La pression est de 11,75.

Le cœur diminue de volume, mais le foie reste aussi gros.

On entend un souffle mésosystolique extracardiaque dans la région préventiculaire.

Au poumon, les deux bases sont submates. On entend un souffle léger à timbre pleurétique à gauche et quelques crépitations dans la région supérieure.

On donne un litre de lait et une bouillie.

Le 17. — Poids 24 kil. 700. L'enfant a émis 1 litre 1/2 d'urines où on ne trouve que des traces d'albumine.

La sonorité de la base des poumons est reparue.

Pression 11.

On prescrit 1 litre et demi de lait.

Le 18. — Poids 24 kilogrammes. Urines 1350 cc. On ne trouve que des traces d'albumine.

Le cœur est bien diminué de volume ; l'aire de la matité précordiale ne mesure plus que 89$^{cm\,2}$ 64. La pointe bat dans le 6e espace intercostal (*fig.* 12).

Le foie mesure toujours 14 centimètres.

Le souffle extracardiaque persiste toujours. Les œdèmes ont disparu.

Le 20. — Le ventre est ballonné, douloureux avec matité en bas sur la ligne médiane à limite irrégulière. Le toucher rectal ne donne aucun renseignement. Il y a de la diarrhée.

Le 25. — L'intradermo-réaction est positive.

Le 2 *septembre*. — Poids 22 kil. 200. On note de la pigmentation de la peau et une diminution du poids.

La pression artérielle est de 11.

Les jours suivants la bacillose péritonéale évolue pour son propre compte. La néphrite est guérie, bien que le cœur soit encore un peu volumineux à la fin du mois.

Obs. XI (D. 353). — *Néphrite aiguë hémorrhagique impétigineuse. Anasarque. Hypertension artérielle. Dilatation du cœur.*

Antonio A... âgé de 3 ans, entre à l'hôpital des Enfants-Malades, le 13 *septembre* 1909, pour de l'impétigo et de l'anasarque.

Antécédents héréditaires. — Le père est éthylique. La mère est bien portante ainsi qu'un autre enfant de un an.

Antécédents personnels. — Il est né à terme ; fut nourri au sein jusqu'à un an, eut sa première dent à 9 mois et marcha à 15 mois. Il n'a eu aucune fièvre éruptive. A un an il eut de l'impétigo sur la face et le cuir chevelu.

Histoire de la maladie. — Le 5 *septembre* l'enfant a eu un peu de fièvre et d'abattement, mais pas d'angine ni de vomissements ; la mère n'a vu comme éruption ni desquamation ; mais les bourses sont enflées depuis ce jour et les chevilles se sont œdématiées le 12.

Examen. — Poids 18 kil. 350. C'est un enfant pâle ayant la face bouffie et des plaques d'impétigo sur le cuir chevelu. Il y a de l'œdème des bourses, de la paroi abdominale et des coup-de-pied. Pas d'ascite.

Le cœur n'est pas augmenté de volume, la pression artérielle est de 8,5 au Potain.

La langue est blanche, saburrale.

Les urines sont peu abondantes (350 cc.), couleur bouillon sale ; elles contiennent 3 grammes d'albumine, des leucocytes et des cylindres épithéliaux, mais pas de globules rouges. On le met au régime hydrique.

Le 15. — Poids 17 kil. 800. La pression artérielle est de 8,5. L'intradermo-réaction est positive, elle forme à la cuisse une belle plaque rouge, qui le lendemain devient ecchymotique.

Le 17. — Poids 16 kil. 800, les œdèmes diminuent. Les urines montent à 1 litre, et contiennent 1 gramme d'albumine. On lui donne 1 litre d'eau lactosée et 250 grammes de lait.

Le 24. — Poids 15 kil 300. Le cœur n'est pas augmenté de volume. La pression est de 8,25.

Le foie déborde de deux travers de doigts les fausses côtes.

On fait une épreuve de chloruration alimentaire, et on donne à l'enfant 5 grammes de chlorure de sodium.

Le 25. — Poids 15 kil. 100. Il émet un litre d'urine contenant 3 grammes d'albumine.

Le 26. — Poids 15 kil. 600. L'albumine descend à un gramme mais la face semble plus bouffie.

Le 27. — Poids 16 kil. 200. Les urines sont sanglantes et contiennent 1 gr. 50 d'albumine. Les œdèmes augmentent aux bourses.

Le 28. — Poids 16 kil. 600. On supprime le sel qui a fait augmenter les œdèmes et le poids ; pourtant l'albumine diminuait. Il y a des globules rouges dans les urines.

Le 29. — Le cœur est très dilaté. Il déborde de 3 cent. le bord droit du sternum, la ligne horizontale mesure 13 cent. et de la ligne verticale 7 cent. 5 ce qui donne une surface de 80^{cm2}92 (*Fig.* 13).

Le foie a 14 cent. de hauteur et déborde de 6 cent. les fausses côtes.

La pression artérielle est de 10.5.

La face est bouffie, les bourses et les jambes sont œdématiées, les urines sont sanglantes. On donne du chlorure de calcium.

Le 1er *octobre*. — Le cœur ne s'est pas modifié. Le foie gros et dur, ne mesure que 12 cent. de hauteur et déborde de 3 cent. le rebord costal.

La pression artérielle est de 8,75 au Potain.

Il n'y a pas de bruit de galop.

Les urines sont plus claires (1.500 cc.) teintées de sang contiennent 2 grammes d'albumine.

Poids 15 kil. 600.

Le 2. — Le cœur est toujours aussi gros.

La pression artérielle est de 9.

La hauteur du foie est toujours de 12 cent. Urines 1100 cc. Poids 15 kil. 300.

Le 4. — La pression est de 10.

Le foie mesure 13 cent. de hauteur.

On trouve encore 50 centigrammes d'albumine dans les urines (un litre).

Le 5. — La pression est de 10.

Le 9. — La pression est de 10,5.

Le cœur paraît un peu moins volumineux.

Il y a un gramme d'albumine dans les urines (1300 cc.)

L'enfant sort de l'hôpital sur la demande des parents.

Obs. XII (NOBÉCOURT, thèse de BARRÉ). — *Néphrite aiguë scarlatineuse. Dilatation du cœur et gros foie.*

Garçon de 4 ans, vu le 6 *avril* 1910 avec le Dr Guilloire, d'Aubervilliers. Il y a un mois éruption de scarlatine légère, fugace, apyrétique. Le diagnostic reste douteux, on ne prend pas de précautions. Température 39 degrés, souffle tubaire à base de matité. Le lendemain 38 degrés, mais les urines sont troubles, rares, bouillon sale, albumineuses. Bouffissure légère des paupières, dyspnée, trachycardie, foie très gros, douloureux, bruit de galop. Je le vois, pas de fièvre, dyspnée, agitation, tachycardie, bruit de galop, arythmie. Urines troubles, albumineuses, peu abondantes (150 à 200 cc.). Un peu de bouffissure des paupières, pas d'œdèmes par ailleurs. Le foie déborde de 5 à 6 travers de doigt ; il est lisse, dur, facile à palper, douloureux. La rate n'est pas grosse. Le cœur est gros. Il existe un bruit de galop. On remarque une respiration soufflante à base de matité ; bouffées de râles crépitants.

Obs. XIII (c. 3208). — *Néphrite post-scarlatineuse.* — *Anasarque. Adénite. Otite. Augmentation de la matité précordiale.*

Louis P..., onze ans entre le 25 *avril* 1909 à l'hôpital des Enfants-Malades, pour une scarlatine.

Antécédents héréditaires. — Les parents sont bien portants. De leur union sont nés cinq enfants, dont un seulement est mort dans le jeune âge, mais on ne peut savoir de quelle maladie.

Antécédents personnels. — Il est né à terme après une grossesse normale. Il fut élevé au biberon à la campagne, eut ses premières dents de bonne heure et marcha à un an. Il n'a jamais été malade.

Histoire de la maladie. — Le début remonte au 23 avril. Il eut de la céphalée, des nausées et mal à la gorge ; le lendemain une éruption apparut sur le thorax et le 25 on l'amena à l'hôpital.

Examen. — Sur tout le corps on trouve une belle éruption en plaques rouge vif surtout marquée aux flancs et aux plis articulaires, avec çà et là quelques points de miliaire légère. Les ganglions des aines et des aisselles sont assez volumineux. Au cou à droite on sent de petits ganglions roulant facilement sous le doigt. La langue est rouge vif, framboisée, la gorge est rouge et on aperçoit quelques petits amas pultacés sur les amygdales, surtout sur celle de gauche.

La température est de 38°4 le soir.

Les urines ne contiennent pas d'albumine.

Le cœur et le foie sont normaux.

Le poids de l'enfant est de 26 kil. 400.

Le 26 *avril* — On pratique une ponction lombaire qui donne issue à quelques gouttes de liquide céphalo-rachidien. Il n'y a pas d'hypertension ; l'analyse ne révèle rien d'anormal. La température est de 38°7 le matin et 38°2 le soir.

Le 27. — L'éruption persiste, la langue commence à desquamer. On constate un léger éréthisme cardiaque.

Le 5 *mai*. — La desquamation commence sur le thorax. La température s'est abaissée progressivement en lysis et se maintient aux environs de 37°4.

Le 7. — On fait une intradermo-réaction qui est négative.

Le 10. — Les urines sont moins abondantes que les jours précédents et on constate, de même les jours suivants, un très léger nuage d'albumine. Pas d'œdème. Température 37°.

Le 17. — La température remonte à 38°4. Les ganglions du cou sont hypertrophiés bilatéralement; à l'angle gauche de la mâchoire on sent un ganglion, gros comme une noisette, avec un empâtement profond et de l'œdème.

Toujours un peu d'albumine dans les urines.

Le 19.— L'adénopathie est toujours très douloureuse, la température se maintient à 38°6.

Le 24.— L'abcès entre en révolution, la température tombe à 37°6.

Le 29.— La température remonte à 38°8. Le cou est redevenu douloureux; on constate à nouveau un empâtement profond. L'albumine est plus abondante, on en note 75 centigrammes au tube d'Esbach.

Le 31. — La température atteint 39°3.

Le 1ᵉʳ *juin*. — On sent une fluctuation nette de l'adéno-phlegmon; l'oreille gauche est sensible. La température est de 38°9 le soir.

Les urines diminuent de quantité, on n'en a recueilli que 200ᶜᶜ contenant 25 centigrammes d'albumine.

Le cœur semble un peu dilaté.

Il n'y a pas d'œdème généralisé. L'enfant est mis au lait et à l'eau. Poids 25 kil. 500.

Le 3.— L'empâtement de la région rétro-maxillaire gauche va jusqu'à l'apophyse mastoïde. Il y a de la rougeur de la peau et une fluctuation nette. La pression de la mastoïde provoque une douleur vive, cependant il semble qu'il s'agit plutôt d'inflammation consécutive à l'adénite que de mastoïdite proprement dite. Un peu de liquide purulent s'écoule de l'oreille gauche.

La température n'est plus le soir que de 37°4. L'enfant a rendu 500cc d'urines contenant 50 centigrammes d'albumine.

Le 5, on pratique l'incision de l'abcès qui donne une grande quantité de pus.

L'enfant prend un litre de lait et d'eau. Les urines restent à 500cc avec 50 centigrammes d'albumine.

Le 6. — Il y a amélioration de l'état local.

Il prend un litre 1/2 de lait.

Les urines sont plus abondantes (900cc), mais foncées en couleur, rouges. Il y a un léger œdème de la face, le poids est de 25 kil. 200. Le cœur est toujours un peu dilaté.

Le 8. — Température 37°. Il émet 1300cc d'urines claires contenant toujours 50 centigrammes d'albumine.

Le 10. — L'état général est bon : il pèse 25 kil. 500 et sa température est de 37°. Il émet 1700cc d'urines claires ne contenant plus que des traces d'albumine.

Même régime ; il prend 2 litres de lait.

Le 15. — La température remonte à 38°. On remarque que la face est légèrement, mais nettement bouffie, en même temps les malléoles sont un peu œdématiées.

Les urines abondantes (1500cc) pâles, contiennent toujours des traces d'albumine. Poids 25 kil. 400.

Le cœur semble toujours un peu gros, mais le foie est normal.

Le 17. — La température est de 38°8, la suppuration ganglionnaire est toujours abondante et le conduit auditif externe douloureux.

L'œdème persiste à la face et aux jambes. Le poids augmente, il est de 26 kil. 400.

Il y a 2 litres d'urines rouges contenant 50 centigrammes d'albumine.

Le 18. — L'œdème persiste sans augmentation.

Il y a 2800cc d'urines toujours rouges contenant un gramme d'albumine. Poids 26 kil. 500.

La tension artérielle prise avec l'appareil de Potain est de 12cm.

Le cœur semble toujours un peu dilaté.

Il prend 3 litres de lait.

Le 20. — La température est de 38°7. Les œdèmes persistent ; on trouve de plus aux deux pieds, quelques petites taches purpuriques. Urines. 1600 cc. contenant 75 centigrammes d'albumine.

Tension artérielle au Potain 12 cent.

Le 22. — Tension artérielle 12 cent. 1/2.

Le 23. — Tension 13. La température redevient normale.

Les urines sont moins rouges (1500 cc.). Poids 24 kil. 400.

Les œdèmes ont disparu à la face et aux jambes.

Le 25. — Tension 11. Les urines sont moins rouges et ne contiennent plus que des traces d'albumine.

Le 29. — Tension 11. Les urines sont abondantes (2300 c.) couleur bouillon sale, mais non sanglantes.

La matité cardiaque est augmentée.

Le 1er *juillet*. — Tension 11.

Du 2-17. — L'abcès ganglionnaire évolue normalement.

La face est un peu pâle, mais non bouffie.

Les urines oscillent entre 1 litre 1/2 et 2 litres contenant quelquefois, un peu de sang et des traces d'albumine.

Le 17. — On retrouve 1 gramme d'albumine, l'enfant n'a émis que 1300 cc. d'urines.

Le 27. — L'enfant passe du pavillon de la scarlatine dans le service de M. le Pr Hutinel, salle Bouchut.

L'état est le même. Le cœur est augmenté de volume.

Le 31. — La pression actuelle est de 14.5 prise avec l'appareil de Potain et de 12,5 avec celui de Vaquez.

La matité cardiaque est très augmentée ; sa surface est de 112^{cm2}05 donnant 15 cent. pour la ligne horizontale et 9 cent. pour la ligne verticale. La pointe bat dans le 5° espace (*Fig.* 14.)

Le foie est hypertrophié. Il mesure 12 cent. 1/2 de hauteur et déborde de 2 cent. 1/2 le rebord costal.

Poids 25 kil. 100. Urines 2 litres 1/2.

L'enfant est mis au régime suivant : un demi litre de lait, 1 litre de limonade, une purée et 50 grammes de viande crue.

Le 1er *août*. — L'intradermo-réaction est positive.

Le 11. — La pression artérielle est de 11,5.

Le cœur est très hypertrophié. Il déborde de 3 cent. le bord droit du sternum. La ligne horizontale de la matité précordiale mesure 14 cent. et la ligne verticale 10 cent. ; et qui donne une surface de 116^{cm2}20 (*Fig*. 15).

Le foie est toujours hypertrophié. Poids 25 kil. 800.

Il y a des traces d'albumine dans les urines qui mesurent 2 litres.

Le 13. — On lui donne 10 grammes de chlorure de sodium en plus du régime précédent, toujours suivi. Sa température monte à 37.8, et il a une diarrhée assez abondante avec six selles.

Le 25. — On prescrit 10 grammes de chlorure de sodium, qu'on administre pendant 7 jours, l'élimination des chlorures a donné :

25 août	9 gr. 70 NaCl.	Poids 26 k. 900.	Urines 2750 cc.
26 —	14 » 68 —	— 27 k. 100.	— 2700 »
27 —	10 » 14 —	— 26 k. 800.	— 2000 »
28 —	11 » 21 —	— 26 k. 800.	— 2100 »
29 —	7 » 29 —	— 26 k. 900.	— 3000 »
30 —	6 » 89 —	— 27 k. 100.	— 3150 »
31 —	5 » 10 —	— 27 k. 800.	— 2250 »

Il y a toujours des traces d'albumine à la suite de ces repas chlorurés.

Le 1er *septembre*. — Le cœur a un peu diminué de volume, il ne donne plus que 100^{cm2}84 de surface (*Fig*. 16).

La pression est de 12 cent. au Potain.

Le foie ne déborde plus les fausses côtes que de 1 cent. 1/2, mais il est toujours hypertrophié.

Poids 27 kil. 600.

L'enfant quitte l'hôpital.

DISCUSSION DES TROUBLES CARDIO-VASCULAIRES.

Nous avons recueilli treize observations de néphrites aiguës, présentant toutes des troubles cardio-vasculaires plus ou moins prononcés. Il nous reste à envisager comment ils se sont comportés dans chacune des formes cliniques. Nous étudierons donc successivement la pression artérielle, la matité précordiale et plus brièvement l'hypertrophie du foie et les œdèmes.

I. — Pression artérielle.

Pour mesurer la pression artérielle, nous nous sommes servis du sphygmomanomètre de Potain. Dans quelques cas nous avons pris concurremment l'appareil de Vaquez, mais trop peu souvent pour pouvoir faire un parallèle entre les données des deux instruments.

Il faut comparer la tension artérielle à une normale pour savoir si elle est élevée ou abaissée. Pour celles enregistrées avec le Potain nous avons les moyennes, aux différents âges de la vie, de Polain et de Durand-Viel; mais pour celles obtenues avec l'appareil de Vaquez nous manquons de données précises.

D'après Potain :

De 5 à 7 ans.....	8.6	(8 à 8.75)
De 8 à 12 ans.....	9.4	(8 à 11.50)
De 13 à 17 ans. ...	13.7	(10 à 18)

D'après Durand-Viel :

4 et 5 ans.....	8.5 à 10
6 et 7 ans.....	10 à 11
8 et 9 ans.....	11 à 12
10 et 11 ans.....	12 à 13
12 et 13 ans.....	13 à 14
14 et 15 ans.....	14 à 15.5

Parmi les treize observations que nous avons rapportées, la pression artérielle n'a été notée que chez neuf d'entre elles. Nous pouvons les classer, nous semble-t-il pour plus de clarté dans notre exposé, en néphrites aiguës ayant tendance à la guérison et en néphrites aiguës prolongées marchant plutôt vers la chronicité.

a) *Néphrites aiguës tendant vers la guérison.* — Les observations sont au nombre de huit, dont six se sont terminées par la guérison. Les deux autres n'ont pas guéri sous nos yeux, car des raisons, indépendantes de notre volonté, ont éloigné de nous les enfants. Si nous les rangeons ici c'est que nous les avons observées dans leur phase aiguë et à leur début.

Elles concernent des enfants de 3 à 11 ans; dans cinq cas il s'agit de néphrite scarlatineuse, dans un de cause impétigineuse; les deux autres, à cause inconnues, sont probablement de nature scarlatineuse.

1° Chez un enfant de 6 ans (obs. I) atteint de néphrite aiguë scarlatineuse, la pression a été de :

5 janvier 5ᵉ jour de néphrite. Potain 9 Vaquez 13.5
7 —   7ᵉ   —   11.5   — 13.5

La pression était donc plus élevée que normalement et c'est précisément à ce moment (7ᵉ jour) que le cœur était le plus dilaté. La guérison s'est affirmée au commencement du mois de février, mais malheureusement nous n'avons pas le chiffre de la pression.

2° L'observation VI nous montre un enfant de 8 ans 1/2 qui, le 1ᵉʳ juillet commence une néphrite de cause inconnue ; nous enregistrons les pressions suivantes :

7 juillet, 7ᵉ jour de néphrite. 16 Potain.
8 —   8ᵉ   —   15.5   —
9 —   9ᵉ   —   13   —
10 —   10ᵉ   —   13   --
13 —   13ᵉ   —   11   —

Le début de la néphrite est donc marqué par une hypertension manifeste et très élevée ; mais elle ne persiste pas, puisque le 13ᵉ jour elle redevient normale suivant la moyenne de Durand-Viel, encore un peu élevée pour celle de Potain. L'albumine ne disparut que plus tard, le 25ᵉ jour.

3° L'observation VII est celle d'un enfant de 8 ans 1/2 qui le second jour de la scarlatine, a une pression de :

2ᵉ jour scarlatine. Potain 11. Vaquez 12 (compresseur A).

Le premier jour de la néphrite on trouve au Potain une tension de :

1ᵉʳ jour néphrite. Potain 11/2.

Il semble se dessiner une légère hypertension au commencement de la néphrite; mais nous n'avons pas les données des jours suivants.

4° L'enfant de 9 ans (Obs. VIII) atteint de néphrite compliquée d'otite avait les pressions suivantes :

15 février. 5e jour néphrite.   11 Potain. 11.5 Vaquez.
18   —   8e   —   11   12.25   —

La pression légèrement surélevée suivant les moyennes de Potain était restée la même au Potain, tandis qu'au Vaquez elle augmentait de 0.75.

5° L'observation X concerne un enfant de 11 ans qui pendant le cours de sa néphrite, probablement scarlatineuse, eut successivement les pressions suivantes :

5 août,	18e jour de néphrite	11	Potain.
7 —	20e —	10.75	—
11 —	24e —	11	—
13 —	26e —	12	— Congestion pleuro-pulmonaire
14 —	27e —	11.75	—
17 —	30e —	11	—
2 sept.	46e —	11	—

Dans la période assez éloignée du début de la néphrite où nous notons la pression, nous la trouvons normale. Si nous en remarquons la courbe, nous avons une ascension à 12 cent. le 26e jour de la néphrite ; c'est précisément la date où nous observons un peu de congestion pulmonaire avec léger épanchement pleurétique. Le 30e jour la pression redevient normale et la complication pleuro-pulmo-

naire guérit. La néphrite guérit le 46ᵉ jour; mais malheureusement pour l'enfant une tuberculose péritonéale évolue qui ne semble pas influencer la tension artérielle.

6º L'observation IX concerne un enfant de 4 ans. Il
entre à l'hôpital pour une scarlatine qui évolue normalement; mais le 14ᵉ jour de la maladie, pendant la desquamation survient une angine secondaire à streptocoques
assez grave, suivie d'une néphrite. Pendant l'évolution
de celle-ci la tension a été de :

13 sept.,	3ᵉ jour, Néphrite.	12	Potain,	angine à strepto
18 —	8ᵉ —	12,5	—	purpura
19 —	9ᵉ —	15	—	
20 —	10ᵉ —	11,5	—	
22 —	12ᵉ —	11,5	—	
23 —	13ᵉ —	12,5	—	
25 —	15ᶜ —	12,5	—	
27 —	17ᵉ —	11,5	—	
2 octob.,	22ᵉ —	10,5	—	
6 —	26ᵉ —	13	—	otite
7 —	27ᵉ —	9,5	—	
10 —	30ᵉ —	8,5	—	
20 —	40ᵉ —	12,5	—	
27 —	47ᵉ —	12,5	—	albumine = o
20 nov.,	—	12,5	—	
13 déc.,	—	12,5	—	

Nous trouvons au début de l'affection rénale, qui peut
être causée par la scarlatine elle-même, mais à laquelle on
peut aussi donner pour origine l'angine secondaire à streptocoques, une pression artérielle très élevée, puisqu'elle

est de 12^{cm} au Potain. Mais une nouvelle complication survint le 8e jour, du purpura, qui amène une ébauche d'ascension nouvelle, qui s'accentue encore le lendemain et monte à 15^{cm}. C'est une hypertension énorme pour une enfant de 4 ans. Mais heureusement elle ne se maintient pas, puisque le lendemain elle redescend à 11,5. Le 13e jour de la néphrite la pression remonte à 12,5 pour quelle raison, nous ne saurions le dire exactement. Peut-être faut-il penser à une nouvelle et légère poussée de purpura qui subsiste encore. Nous serions d'autant plus disposé à le croire, que le 17e jour la tension est revenue à 11,5 en même temps que le purpura a complètement disparu.

Le 26e jour, nous retrouvons la pression à 13^{cm}; cette fois on en trouve facilement la cause dans une otite gauche; en même temps que celle-ci décroît en intensité, la tension s'abaisse et même atteint 8,5, chiffre qu'elle n'avait jamais présenté depuis le début de la néphrite. Mais la rémission ne s'accentue pas, car la tension remonte à 12,5 qu'elle garde même après disparition de l'albumine et des œdèmes. L'enfant de 4 ans garde le 93e jour après le début de sa néphrite guérie, une tension de 12,5 au Potain.

La pression reste donc la même, très élevée au début comme à la fin et après la néphrite.

7° Nous notons dans l'observation II le cas d'un enfant de 3 ans, qui eut dans les premiers jours de sa néphrite scarlatineuse une pression également très élevée, puisqu'on notait :

11,5, au Potain — 11,5 au Vaquez (compresseur B).

Cette fillette ayant eu peu de temps après le début de sa

néphrite, une rougeole, nous n'avons pu suivre son observation.

8° L'observation XI est celle d'une fillette de 3 ans
atteinte de néphrite d'origine impétigineuse le 5 septembre.
La pression artérielle a été de :

13 septembre, 8ᵉ jour, néphrite 8,5   Potain.
15   —   10ᵉ   —   8,5   —
24   —   19ᵉ   —   8,25   —
29   —   24ᵉ   —   10,5 chlorurat.aliment.
1ᵉʳ octobre 26ᵉ   —   8,75   —
2   —   27ᵉ   —   9   —
4   —   29ᵉ   —   10   —
5   —   30ᵉ   —   10   —
9   —   34ᵉ   —   10,5   —

Ce tableau nous permet de constater qu'au début de la
néphrite la tension était normale. Si le 24ᵉ jour on note une
élévation à 10,5 c'est qu'on avait fait subir à l'enfant pendant cinq jours une épreuve de chloruration alimentaire ;
aussi dès qu'on a cessé la pression baissa-t-elle. Mais à
partir du 25ᵉ jour la tension est remontée à 10 et même
10,5 ; il y avait encore de l'albumine dans l'urine quand la
mère emmena sa fille de l'hôpital.

b) *Néphrite aiguë tendant à se prolonger*.— Le seul cas
que nous ayions observé est celui d'un garçon de 11 ans
(Obs. XIII) qui eut la scarlatine le 23 avril 1909, et une néphrite le 9 mai suivant pendant la desquamation. La tension artérielle a été de :

18 juin,	30e jour,	Néphrite	12	Potain		Abcès.
20 —	41e	—	12	—		
22 —	43e	—	12,5	—		Purpura
23 —	44e	—	13	—		
25 —	46e	—	11	—		
29 —	50e	—	11	—		
1er juillet,	52e	—	11	—		
31 —	82e	—	14,5	—	12,5	Vaquez.
11 août,	93e	—	11,5			
1er sept.,	113e	—	12			

A une époque assez éloignée du début de la néphrite, nous trouvons une tension très légèrement élevée, causée sans doute par la suppuration des abcès ganglionnaires. Le 43e jour, survient du purpura et la pression s'élève à 12,5 et 13, mais momentanément, car elle redevient normale quand il guérit. Nous ne saurions expliquer l'ascension du 82e jour à 14,5 que par une augmentation de la suppuration ou quelque infection secondaire que nous n'avons pas observée; d'ailleurs elle n'est que passagère. La pression s'est ensuite maintenue à peu près normale. Notons d'ailleurs que l'épreuve de chloruration alimentaire pratiquée du 105e au 112e jour de la néphrite a peu impressionné la pression, de même que l'albumine.

Des constatations précédentes, nous pouvons tirer un certain nombre de conclusions.

1° *Pendant les néphrites aiguës évoluant vers la guérison.*

a) Si on prend régulièrement la tension artérielle, on voit que le plus souvent elle est plus élevée dans les premiers temps de la maladie que pendant la phase de régression ou après disparition de l'albumine. C'est ce que nous avons vu dans les Observations I-VI-VII-II. Dans un cas (Obs. VIII), nous trouvons une élévation de 0,75 au Vaquez et rien au Potain. Deux fois la pression était normale (Obs. XI et IX).

b) L'élévation de pression des premiers jours est en général transitoire et peu accentuée. L'abaissement noté a été de 5 avec le Potain en six jours chez un enfant de 8 ans 1/2 (Obs. VI); elle a été de 3.5 en 27 jours chez un garçon de 4 ans.

c) En étudiant les courbes de pression on est frappé par les élévations parfois considérables que produisent, au cours des néphrites aiguës, les infections secondaires, telles que abcès, otite, purpura. Si elles sont brusques et plus ou moins accentuées, elles sont toujours passagères. Ainsi dans l'Observation X une congestion pleuro-pulmonaire durant cinq jours provoque une élévation de 1^{cm} avec le Potain. Dans l'observation IX, nous avons en trois jours des différences de pression de 3 et 3,5 au Potain à l'occasion d'un purpura et 2,5 et 4,5 en trois jours, sous l'influence d'une otite. Mais la tension prise au début et à la fin de la néphrite est restée élevée, et sensiblement la même. Enfin la chloruration alimentaire augmente en cinq jours la tension de 2,25 (Obs. XI).

d) Si maintenant, nous comparons les pressions maxima constatées avec les normales de Potain, nous voyons que celles-là ont été de 12 chez un enfant de 4 ans (Obs. IX) et 11,5 chez une fillette de 3 ans (Obs. II) alors que la normale est 8,5 et ne dépasse pas 10. Chez un enfant de 8 ans 1/2, elle a atteint 16, alors que chez un enfant du même âge, la pression normale est de 11.

e) Remarquons enfin que l'enfant de 4 ans (Obs. IX), garde une pression de 12.5 (normale 8.5) après disparition de l'albumine et des œdèmes.

2° *Dans les néphrites aiguës tendant à se prolonger*. — La pression semble rester normale depuis une époque assez éloignée de début de la néphrite, jusque vers la fin du quatrième mois (Obs. XIII) avec deux élévations passagères de 1 cent et 2.5 lors d'un purpura et d'un abcès ganglionnaire.

L'épreuve de chloruration alimentaire n'a pas dans ce cas augmenté la pression artérielle, comme dans l'observation XI.

2. — **Matité précordiale.**

Nous avons mesuré la *grande matité* ou *matité relative* du cœur en employant la méthode préconisée par Potain et Constantin Paul. La percussion digito-digitale, pratiquée avec légèreté de la périphérie vers le centre, permet de tracer trois lignes sur le thorax : la ligne gauche, courbe représente le bord externe et supérieure du cœur ; la ligne droite, le plus souvent verticale va rejoindre en bas le bord supérieur du foie. Du point d'intersection de cette ligne verticale avec le foie on trace une autre ligne, toute artificielle, qui va rejoindre la pointe du cœur, repérée par la palpation ou la percussion : c'est la ligne inférieure de la matité, elle est plus ou moins horizontale. Pour calculer la *surface* ou l'*aire* de cette matité précordiale « il suffit, comme l'indique Potain, de mesurer la longueur (ligne inférieure ou horizontale) et la hauteur (bord droit ou ligne verticale) du tracé, puis de multiplier les deux chiffres l'un par l'autre et enfin le coefficient par 0,83 ».

La surface de matité précordiale, mesurée par ce procédé est, pour Potain et Vaquez chez des enfants normaux de :

A 6 ans.... 40 cent. carrés.
A 12 ans.... 52 —
A 17 ans.... 78 —

a) *Néphrites aiguës tendant vers la guérison*. — 1° L'enfant de 6 ans (Obs. I) avait le 5e jour de sa néphrite (5 janvier) une matité précordiale de 62^{cm2}04 (*fig.* 1). Le 12e jour (12 janvier) elle n'était plus que de 57^{cm2}06 (*fig.* 2). Le

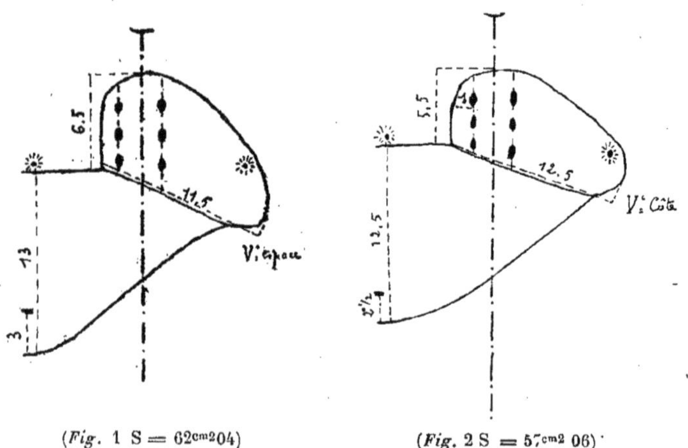

(*Fig.* 1 S = 62^{cm2}04)   (*Fig.* 2 S = 57^{cm2} 06)

N.-B. — Toutes les figures sont réduites au 1/5 de leur grandeur naturelle.

19⁰ jour, le cœur a encore diminué de volume et est devenu à peu près normal. Il y avait donc eu augmentation de la matité au début de la néphrite, puis diminution progressive à mesure que la maladie évoluait vers la guérison.

2° L'observation II concerne un enfant de 3 ans chez lequel on note le 2e jour de sa néphrite scarlatineuse une surface de 47cm²31 (*fig.* 3). Le cœur était donc dilaté ; il n'augmente pas cependant jusqu'au 14e jour, reste stationnaire. Qu'est-il devenu ensuite ? Nous ne saurions le dire, l'enfant nous ayant quitté.

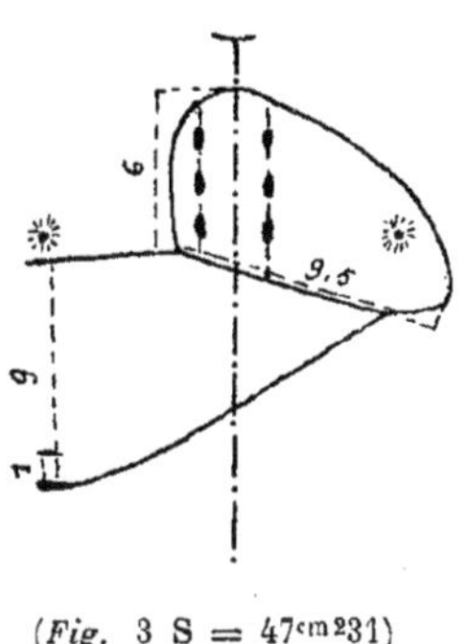

(*Fig.* 3 S = 47cm²31)

3° Le 8e jour (3 mars) d'une néphrite aiguë impétigineuse chez un enfant de 4 ans (Obs. V), on trouve une surface de matité précordiale de 31cm²12 (*fig.* 4) ; elle est normale. Mais le 25e jour (20 mars) à la suite d'un abcès rétro-auriculaire, la surface de matité s'accrut à 39cm²84 (*fig.* 5) et le 44e jour, le cœur était redevenu normal. La néphrite n'avait donc pas ici déterminé de dilatation cardiaque :

Celle-ci ne s'était produite, minime et passagère, que sous l'influence d'un accident secondaire infectieux.

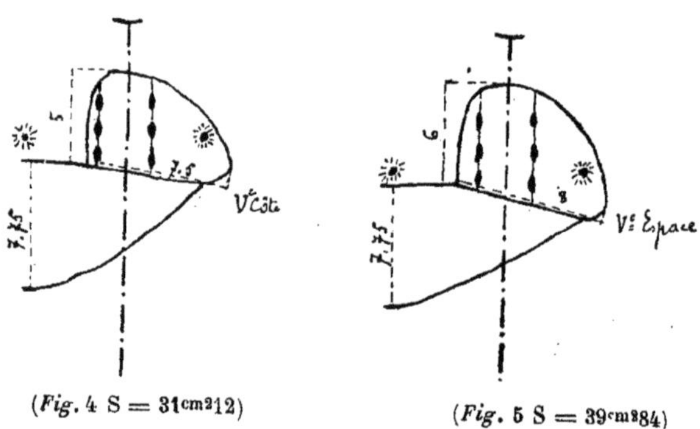

(*Fig.* 4 S = 31cm²12)   (*Fig.* 5 S = 39cm²84)

4° Le 6ᵉ jour (28 janvier) de la néphrite chez un enfant de 8 ans et demi (Obs. VII), l'aire de matité précordiale était de 63cm²91 (*fig.* 6) et le 27ᵉ jour (18 février), le volume du cœur était redevenu normal. Il y avait eu au début de la maladie une augmentation manifeste du volume du cœur qui était redevenu normal à la guérison.

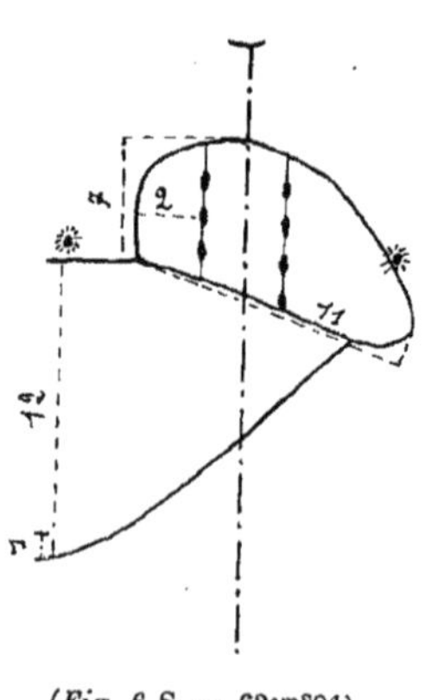

(*Fig.* 6 S = 63cm²91)

5° Dans l'observation VIII au cours de la néphrite scarlatineuse d'un enfant de 9 ans, on notait les surfaces suivantes de matité précordiale.

$$15 \text{ février} \quad 5^e \text{ jour, néphrite } 59^{\text{cm}2}76 \ (\textit{fig. } 7).$$
$$18 \quad - \quad 8^e \quad - \quad 75^{\text{cm}2}53 \ (\textit{fig. } 8).$$
$$10 \text{ mars} \quad 28^e \quad - \quad 54^{\text{cm}2}78$$

Nous la trouvons donc augmentée au début de la néphrite; et sous l'influence d'une otite elle s'accroît encore. Mais le cœur dilaté revient sur lui-même et il est à peu près normal à la guérison, quand l'albumine et la suppuration otique ont disparu.

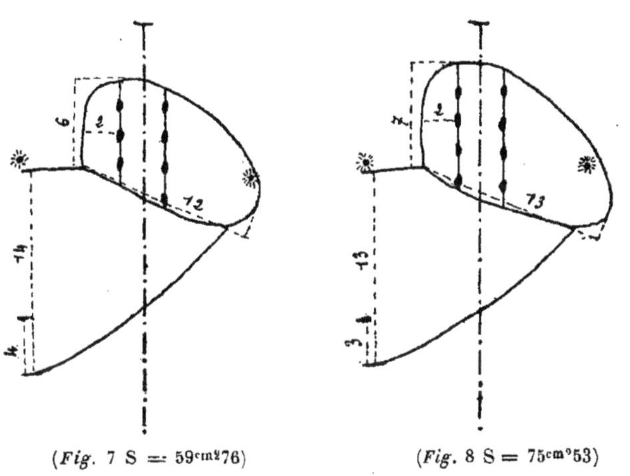

(*Fig.* 7 S =: 59ᶜᵐ²76)   (*Fig.* 8 S = 75ᶜᵐ°53)

6° L'enfant de 4 ans (Obs. IX) au cours de sa néphrite scarlatineuse eut respectivement les surfaces de matité suivantes :

$$20 \text{ septembre} \quad 10^e \text{ jour, néphrite } 58^{\text{cm}2}10 \ (\textit{fig. } 9)$$
$$20 \text{ octobre} \quad 40^e \quad - \quad 49^{\text{cm}2}38 \ (\textit{fig. } 10)$$
$$27 \quad - \quad 47^e \quad - \quad 43^{\text{cm}2}57$$

Nous trouvons au début l'aire de matité précordiale très augmentée ; puis elle a diminuée assez lentement, puisque ce n'est que le 47e jour qu'elle est redevenue normale.

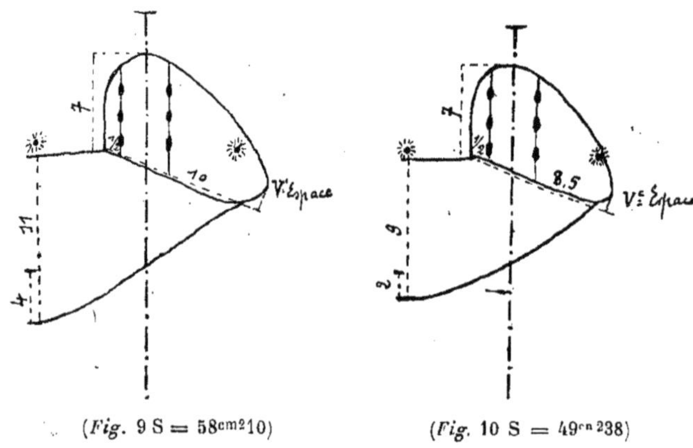

(*Fig.* 9 S = 58cm210)   (*Fig.* 10 S = 49cn238)

7° La surface de matité précordiale chez un enfant de 11 ans (Obs. X) atteint de néphrite probablement scarlatineuse, mesurait :

7 août 20e jour néphrite 112cm288 (*fig.* 11)
18 — 31e — 89cm264 (*fig.* 12)

Elle était donc énorme le 20e jour puisque le cœur avait plus que doublé de volume. Mais elle diminue les jours suivants, car nous ne trouvons plus que 89cm264 le 31e jour. Il ne peut s'agir ici que d'une dilatation momentanée et non d'hypertrophie. A la guérison de la néphrite le cœur reste encore gros ; mais évolue une péritonite bacillaire et on peut penser (ce n'est qu'une hypothèse) qu'il sera long à revenir à son état normàl après une si forte secousse, si la tuberculose n'enlève pas l'enfant.

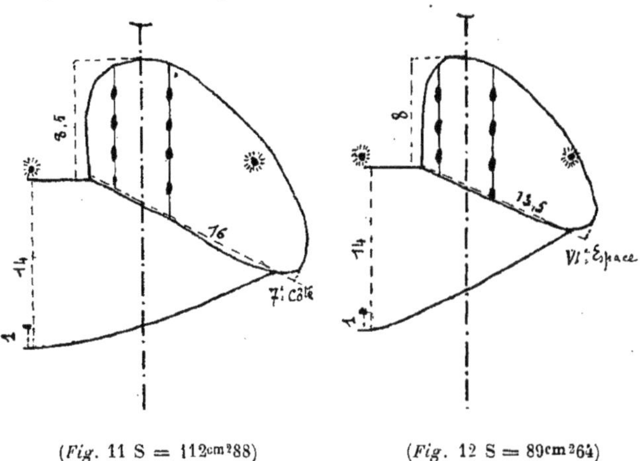

(*Fig*. 11 S = 112cm²88)   (*Fig*. 12 S = 89cm²64)

8° Nous n'avons pas la surface de matité précordiale du début de la néphrite impétigineuse de l'enfant de 3 ans (Obs. XI). Mais le 24ᵉ jour, à la suite d'une épreuve de chloruration alimentaire, nous trouvons une surface de

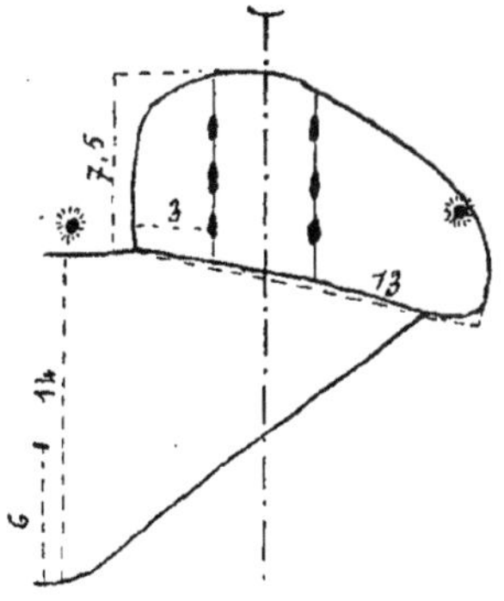

(*Fig*. 13 S = 80cm²92)

80^{cm}92 (*fig*. 13) coïncidant avec une pression artérielle élevée 10.5 au Potain.

Dix jours plus tard, le cœur avait un peu diminué, mais il était encore très gros.

Nous n'avons malheureusement pas les graphiques des autres observations de néphrites aiguës qui ont guéri. Nous ne ferons que relater les faits des observations.

9° Nous lisons dans l'Observation III ayant trait à un enfant de 6 ans, que le 8ᵉ jour de la néphrite scarlatineuse le cœur est dilaté ; la pointe bat dans le 5ᵉ espace en dehors du mamelon. Le 30ᵉ jour il est redevenu normal.

10° L'Observation IV est identique à la précédente. La pointe du cœur d'un enfant de 7 ans 1/2, atteint de néphrite impétigineuse, qui battait dans le 5ᵉ espace intercostal le cinquième jour de la maladie, frappait dans le 4ᵉ le seizième jour.

11° Le 17ᵉ jour d'une néphrite de cause inconnue chez un enfant de 8 ans 1/2 (Obs. VI) on notait une dilatation cardiaque qui avait disparu la semaine suivante.

2° *Néphrites aiguës prolongées.* — Il nous manque les surfaces de matité du début de la néphrite hémorrhagique scarlatineuse chez l'enfant de 11 ans (Obs. XIII). A une période avancée nous trouvons :

31 juillet......	82ᵉ jour néphrite.	112^{cm2}05 (*fig*. 14).
11 août.......	93ᵉ —	116^{cm2}20 (*fig*. 15)
1ᵉʳ septembre..	113ᵉ —	100^{cm2}84 (*fig*. 16)

Nous notons seulement dans l'observation que la matité

précordiale est un peu augmentée au début. A l'occasion
d'une poussée infectieuse l'enfant a brusquement dilaté
son cœur, c'est ce qui nous explique les chiffres énormes
que nous trouvons chez un enfant de 11 ans. Mais cette
poussée infectieuse se dissipe-t-elle, que le cœur diminue
de volume, tout en restant toujours gros.

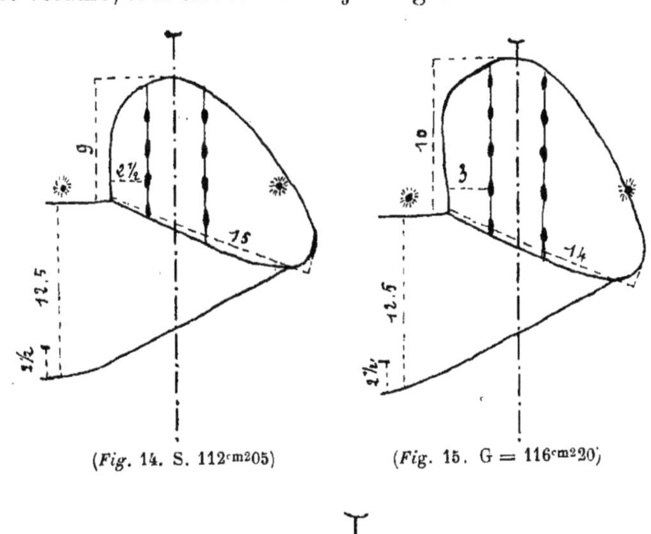

(*Fig.* 14. S. 112cm205) (*Fig.* 15. G = 116cm220)

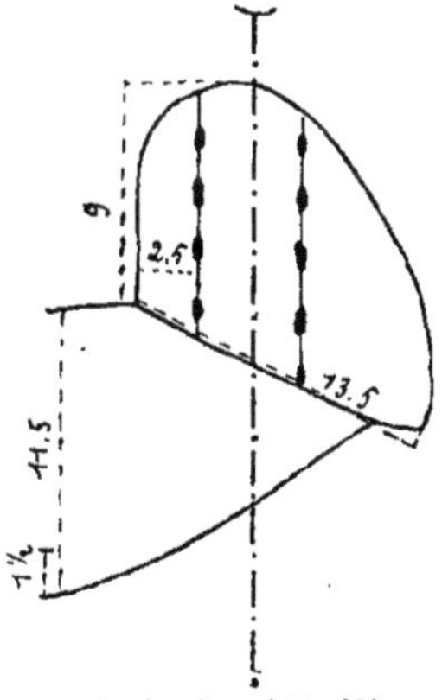

(*Fig.* 16. S = 100cm284

Parmi nos 11 observations de néphrites aiguës nous en trouvons 8 où le cœur nettement gros au début de la maladie ; une où il est normal au commencement et ne se dilate que plus tard à la suite d'une épreuve de chloruration alimentaire (Obs. V). Enfin dans les deux autres nous n'avons pas de données assez précises pour pouvoir conclure.

Mais comment évolue dans la suite cette dilatation cardiaque ? Elle diminue en général dès l'amélioration de la néphrite (Obs. I. III. IV. VI. VII. VIII). Même quand cette augmentation se fait à une époque déjà avancée d'une né-phrite aiguë à la suite d'une infection secondaire ou d'un régime spécial, et dans les poussées aiguës des néphrites prolongées, elle ne persiste pas en général ; la surface de matité précordiale tend vers la normale après la phase aiguë (Obs. V. XI. X. XIII).

Il nous reste à savoir à quelle date le cœur reprend ses dimensions physiologiques. Suivons nos observations et nous verrons qu'il était redevenu normal le 19ᵉ jour (Obs. I), le vingt-septième (Obs. VII), le trentième (Obs. III), les quarante-quatre et quarante-septième (Obs. V et IX). Par contre nous le trouvons encore légèrement gros le 27ᵉ jour, pourtant l'albumine et les œdèmes (Obs. X) avaient disparu. Mais ne peut-on pas admettre des différences indi-viduelles ? les données de Potain et Vaquez ne sont que des moyennes et pour pouvoir conclure fermement, il fau-drait avoir les graphiques de la matité précordiale avant et après la maladie pour chaque enfant. Or, c'est ce qui nous manque.

Il convient donc de prendre des tracés du cœur aussi

rapprochés que possible : on aura ainsi des bases certaines pour affirmer la dilatation et sa régression ultérieure, en les comparant les uns aux autres.

Maintenant que nous avons étudié séparément la *pression artérielle et l'état du cœur*, cherchons quelles relations il peut y avoir entre ces deux phénomènes cardio-vasculaires. Nous ne pouvons prendre que cinq observations dont les éléments de comparaison ont été soigneusement étudiés :

Obs. I, 6 ans	5e jour néphrite	9	Potain	$62^{cm^2}04$
Obs. II, 3 ans	2e	—	11.5	—	$47^{cm^2}31$
Obs. IX, 4 ans	10e	—	11.5	—	$58^{cm^2}10$
	40e	—	12.5	—	$49^{cm^2}38$
	47e	—	12.5	—	$43^{cm^2}57$
Obs. XI, 3 ans	19e	—	8.25	—	normal
	24e	—	10.5	—	$80^{cm^2}92$
	26e	—	8.75	—	$80^{cm^2}92$
	27e	—	10	—	$80^{cm^2}92$
Obs. XIII, 11 ans	36e	—	»	—	un peu gros
	82e	—	14.5	—	$112^{cm^2}05$
	93e	—	11.5	—	$116^{cm^2}20$
	113e	—	12	—	$100^{cm^2}84$

Cet exposé nous montre clairement que l'élévation de pression accompagne toujours une augmentation de la matité précordiale. Mais nous ne saurions conclure que l'abaissement de la pression coïncide toujours avec la diminution de la matité cardiaque. Si en effet, il en a été ainsi dans les Observations XI et XIII ; nous voyons au contraire le cœur diminuer tandis que la pression s'élève dans l'obs. IX. D'ailleurs nos observations sont trop peu nombreuses pour que nous puissions fermement conclure.

Les cas rapportés par MM. Nobécourt et Voisin étant plus nombreux et les données cardio-vasculaires plus régulièrement prises, les auteurs ont pu observer que l'augmentation de la matité précordiale coïncide avec l'élévation de la pression artérielle et la diminution de la première avec l'abaissement de la seconde.

3. — **Bruit de Galop**

Nous n'avons trouvé de bruit de galop à l'auscultation des cœurs de nos enfants que quatre fois.

1° Chez notre petite malade de 4 ans (Obs. V) le 8ᵉ jour de sa néphrite impétigineuse on perçut un bruit de galop très net, le cœur était alors très légèrement dilaté ($31^{cm^2}12$); le 9ᵉ jour il était beaucoup moins net et le 10ᵉ il avait disparu.

Au 25ᵉ jour de la maladie le cœur se dilata davantage, la surface de matité précordiale devint de $39^{cm^2}84$ à la suite d'un abcès rétro-auriculaire; on perçut alors un léger bruit de galop, qui devint à peine perceptible le 26ᵉ et ne s'entendit plus le 27ᵉ.

Le 29ᵉ jour un autre abcès se forma à la cuisse, le cœur était toujours dilaté, on perçut un bruit de galop très net; mais le 30ᵉ on ne put l'entendre.

2° Chez une fillette de 8 ans 1/2 soignée pour une néphrite aiguë de cause inconnue (Obs. VI), on entendit le 7ᵉ jour une ébauche de galop; la pression était de 16 au Potain et la matité précordiale légèrement augmentée.

3° Dans l'observation IX on trouva chez le petit malade

de 4 ans, le 26ᵉ jour de la néphrite scarlatineuse un bruit
de galop très net ; la pression était de 16 au sphymomanomètre de Potain et la surface de matité précordiale mesurait 58^{cm2}10. Le 27ᵉ, 28ᵉ et 29ᵉ on put encore le percevoir,
mais le 30ᵉ on ne l'entendit plus.

4° Chez le malade de 4 ans de M. Nobécourt (Obs. XII)
atteint de néphrite aiguë scarlatineuse, il y avait un bruit
de galop, de l'arythmie et un gros cœur.

Plusieurs faits sont intéressants a noter dans ces observations. C'est d'abord les relations qui existent entre l'apparition du bruit de galop, l'élévation de la pression artérielle et l'augmentation du volume du cœur. Dans les quatre
cas ces relations existent, mais surtout visibles dans les
observations V et IX.

Il est important aussi de signaler les irrégularités de
son apparition et de sa disparition, sans cause appréciable.
Dans l'observation V, nous le voyons venir et s'en aller
trois fois en l'espace de trois semaines. C'est peut-être à
cette cause qu'il faut attribuer la relative rareté que lui
assignent les auteurs. En effet, s'il n'est pas soigneusement
recherché tous les jours il peut passer inaperçu.

Enfin c'est dans les néphrites aiguës que nous le ren-
controns le plus souvent chez l'enfant ; tandis que chez
l'adulte il existe surtout dans les néphrites chroniques.

4. — **Volume du foie.**

A la lecture de nos observations nous avons fréquemment remarqué l'augmentation du volume du foie au cours
des néphrites aiguës ou des poussées aiguës des néphrites

qui tendent à se prolonger. Comme très souvent il y a en
même temps hypertension artérielle et dilatation du cœur,
il nous a paru intéressant de noter les rapports qui existent entre ces différents phénomènes.

Pensant qu'un tableau ferait apparaître plus clairement
et plus vite, ces relations du foie avec l'appareil cardio·
vasculaire nous avons ainsi résumé nos observations.

Observations.	Jours de néphrite.	Pressions cntg. Hg.	Surface matité précordiale cmt.²	Hauteur foie.	Débord fausses côtes.
I 6 a.	Le 5e	9	62^{cm2}04 } −	13	3 } −
	12e	»	57^{cm2}06	12,5	2,5
IV 7 a 1/2	Le 5e	»	dilaté Ve espa. } −	»	4 } −
	12e	»	normal IVe esp	»	0
V 4 a.	Le 8e	»	31^{cm2}12 } +	7,75	0 } =
	25e	»	39^{cm2}84	7,75	0
VII 8a.1/2	Le 6e	»	63^{cm2}91 } −	12	1 } −
	27e	»	normal	11	0
VIII 9 a.	Le 5e	11 } =	59^{cm2}76 } + } −	14	4 } − } −
	8e	11	75^{cm2}53	13	3
	28e	»	54^{cm2}78	11	1
IX 4 a.	Le 10e	11,5 } +	58^{cm2}10 } −	11	4 } −
	40e	12,5	49^{cm2}38	9	2
	47e	12,5	43^{cm2}57	9	()
X 11 a.	Le 18e	11 } =	gros } +	14	1 } =
	20e	10,7.	112^{cm2}88	14	1
	31e	11	89^{cm2}64 } −	14	1
XI 3 ans	Le 19e	8,25 +	normal } +	»	2 tr.do gt } +
	24e	10,5	80^{cm2}92	14	6
	26e	8,75 −	id. } =	12	3 } −
	27e	9	id.	12	3
XIII 11 a.	Le 36e	»	un peu gros } +	normal	0 } +
	82e	14,5	112^{cm2}05	12,5	2,5
	93e	11,5 } −	116^{cm2}20 } −	12,5	2,5 } −
	113e	12	100^{cm2}84	11,5	1,5

Ce tableau nous montre que le plus souvent le foie évolue comme dans les cardiopathies ; il augmente parallèlement au volume du cœur et décroît de même ; c'est ce
que nous indiquent les observations I, IV, VII, VIII, IX,
XIII.

Mais il n'en est pas toujours ainsi ; le cœur peut diminuer de volume, alors que le foie reste stationnaire
(Obs. X), de même la surface de matité péricordiale peut
augmenter et le foie rester normal (Obs. V). Inversement
on voit dans l'Observation XI le cœur normal et le foie
très hypertrophié.

Il y a donc dans l'augmentation de volume du foie une
part qui revient à la stase sanguine où il réagit comme dans
les cardiopathies ; mais ce n'est pas la seule cause, et
comme nous le verrons plus loin, il est nécessaire d'y ajouter les conséquences de l'infection agissant plus ou moins
directement sur la glande hépatique.

5. — **Poids et OEdèmes.**

Le poids traduisant les rétentions d'eau dans l'organisme et les œdèmes qui s'y forment ; il nous a paru intéressant de comparer ses variations à celles des phénomènes
cardio-vasculaires. Aussi la lecture de ce tableau permet-
elle de s'en rendre compte facilement.

a) Les *variations du poids et du volume du cœur* ont le
plus souvent une marche parallèle. Ainsi dans l'observation I, la matité précordiale diminue de $4^{cm2}98$ et le poids
de 2 kil. 550. De même dans les observations III-IV, mais
c'est moins saisissable parce que nous n'avons pas les sur-

faces de matité. Dans l'observation X, c'est identique ; la surface du cœur baisse de $23^{cm2}24$ et le poids de 4 kil. 600. Inversement l'observation XI montre une dilatation du cœur et le poids s'élève de 1 kil. 300 parallèlement.

Observa-tions.	Jours de Néphrite.	Pression cntg. Hg.	Surface précordiale en cm².		Poids en kg.		
I 6 a.	Le 5ᵉ	9	62cm²,04⟩		21 kg 250⟩		
	12ᵉ	»	57cm2,06⟩ — 4cm2 98		18 700⟩ — 2kg 550		
III 6 a.	Le 8ᵉ	»	dil. Vᵉ esp.⟩		15 650⟩		
	14ᵉ	»	norm.IVᵉes.⟩ —		14 750⟩ — 0 900		
IV 7 a 1/2	Le 5ᵉ	»	dil. Vᵉ esp.⟩		22 150⟩		
	16ᵉ	»	normal. ⟩ —		18 850⟩ — 3 300		
VII 8 a 1/2	Le 6ᵉ	»	63cm2 91⟩		22 300⟩		
	27ᵉ	»	normal. ⟩ —		23 100⟩ + 0 800		
X 11 a.	Le 15ᵉ	11, » ⟩	un peu gros.⟩ +		28 900⟩		
	20ᵉ	10,75⟩ =	112c2 88⟩		28 600⟩ — 0 300		
	31ᵉ	11, » ⟩	89c2 64⟩ — 23 c2 24		24 » ⟩ — 4 600		
XI 3 a.	Le 19ᵉ	8,25⟩	normal. ⟩		15 300⟩		
	24ᵉ	10,50⟩ +	80cm2 92⟩ +		16 600⟩ + 1 300		
	26ᵉ	8,75⟩	id. ⟩		15 600⟩		
	27ᵉ	9, » ⟩ —	id. ⟩ =		15 300⟩ — 1 300		
XIII 11 a.	Le 36ᵉ	» ⟩ +	un peu gros⟩ +		25 400⟩ — 0 300		
	82ᵉ	14,50⟩	112c2 05⟩	+ 4c2 15	25 100⟩		
	93ᵉ	11,50⟩ —	116c2 20⟩		25 800⟩ + 0 700		
				— 15c2 36	(1)		
	113ᵉ	12, » ⟩ +	100c2 84⟩		27 600⟩ + 1 800		

(1) Chloruration alimentaire.

Mais il n'en est pas toujours ainsi ; comme dans l'observation X où la surface de matité de 112^{cm2} 88 indique une dilatation énorme, et où dans le même temps on constate une diminution de poids de 300 grammes.

Dans l'observation VII le cœur diminua de volume alors que le poids augmenta.

Enfin dans l'observation XI le cœur est resté gros avec une surface de matité de 80$^{cm^2}$92, chez un enfant de 3 ans, pendant que le poids baissait de 1 kil. 300.

Quant à l'observation XIII, sous l'influence de l'épreuve alimentaire le poids augmenta de 1 kil. 800 grammes, pendant que le cœur dilaté, par une infection récente, mais antérieure, commençait à régresser.

Il faudrait d'ailleurs pour avoir des résultats exacts ne tenir compte que de l'hydratation et de la déshydratation des tissus. Mais les malades engraissent ou maigrissent en même temps que leurs tissus retiennent ou rejettent de l'eau ; il est donc parfois difficile de dire la part qui revient à l'un et à l'autre.

b) Quant aux *variations du poids et de la pression artérielle*, nous n'avons parmi nos observations que deux cas qui puissent nous renseigner. Dans l'observation X, la pression reste sensiblement la même pendant que le poids diminue de 4 kil. 900. Par contre dans l'observation XI la tension artérielle, le volume du cœur et le poids augmentent ensemble, mais tandis que la matité précordiale reste stationnaire, la pression et le poids diminuent. Aussi, sans conclure, nous contenterons-nous de citer l'opinion de MM. Nobécourt et R. Voisin, qui ont été mieux favorisés que nous pour examiner cette question : « Une relation, disent-ils, entre le poids et la pression artérielle est moins habituelle. »

PATHOGENIE

Nous venons de voir l'importance et la fréquence des troubles cardio-vasculaires au cours des néphrites aiguës chez l'enfant. Comment expliquer leurs relations entre eux et avec la maladie rénale elle-même ? Si l'origine microbienne de ces néphrites est aujourd'hui admise par tout le monde, la pathogénie des phénomènes circulatoires qu'elles présentent n'est pas aussi bien élucidée.

Nous disions précédemment que l'augmentation de la matité précordiale coïncidait avec une hypertension artérielle. Il semble donc qu'on doive subordonner l'état du cœur à la pression. D'autre part nous avons vu que la marche de l'hypertension était entièrement associée à celle de l'intoxication. Il paraît donc aisé d'admettre que l'infection produit des troubles rénaux qui amènent l'hypertension artérielle ; celle-ci à son tour cause les phénomènes cardiaques. La solution n'est pas aussi simple et la question du rôle de l'hypertension dans les néphrites aiguës soulève une série de problèmes, qui tous ne sont pas encore résolus. L'imperméabilité rénale, l'hydrémie, avec augmentation rapide de liquide dans les tissus interstitiels et sous-cutanés, ne doivent pas être mises seules en cause. « Il convient encore, dit M. le Pr Hutinel, de réserver leurs places au spasme artériel généralisé, toxique ou réflexe, à l'augmentation de la masse aqueuse du sang et peut-être à la rétention chlorurée ». Il convient encore, nous semble-t-il, d'y ajouter le mauvais fonctionnement de la peau. Les travaux de MM. Sergent et Léon Bernard, Ménétrier, Lœper, Oppenheim, Bigart, Josué, Aubertin, et de M. Hutinel et de ses élèves ont commencé à éclaircir ce point obscur de la pathologie.

Depuis quelques années, on a essayé de rattacher l'hypertension à la suractivité des capsules surrénales. M. Darré a montré que les lésions du rein modifient la structure des surrénales et que ces glandes exaltent leur pouvoir antitoxique pour protéger l'organisme contre les accidents rénaux.

Quoi qu'il en soit, sous l'influence de cette hypertension manifeste, le cœur a un surcroît de travail, il se fatigue, perd de son élasticité et se dilate. « La dilatation du cœur, notamment celle du ventricule gauche est un phénomène presque constant au cours de l'hypertension, dit M. Vaquez ». C'est ce que l'on peut vérifier par nos observations, où l'aire de la matité précordiale augmente, parfois dans des proportions considérables, parallèlement à l'élévation de la pression; de même que le plus souvent elle décroît quand celle-ci s'abaisse. C'est encore l'opinion de M. Vaquez qui dit que : « L'élévation transitoire de la pression artérielle, ne produit que des troubles fonctionnels, susceptibles de disparaître avec la cause qui l'a provoquée ».

Nous ne saurions parler ici d'hypertrophie cardiaque, car elle ne peut expliquer les variations de volume aussi brusques et aussi rapides que nous avons notées dans quelques cas.

D'autre part, il serait intéressant de savoir si le cœur gauche se dilate seul, sans participation du cœur droit. Il nous paraît impossible de l'affirmer chez l'enfant. Pourtant chez l'adulte, Potain admet comme signe important de la dilatation des cavités droites, le débord du cœur le long du bord droit du sternum. Or, nous avons vu que dans bon nombre de nos observations il en était ainsi chez l'enfant. Peut-on conclure que ce qui est vrai chez l'adulte l'est aussi chez l'enfant ? Le cœur ne réagit pas de la même façon aux différents âges de la vie.

Chez l'enfant, en effet, il est pour ainsi dire « neuf », si l'on me permet de m'exprimer ainsi ; il n'a pas encore subi l'atteinte ou le contre-coup des infections et auto-intoxications de l'âge mûr ; il présente pour cela même une élasticité qu'on ne retrouve plus, ou du moins à un si haut degré chez l'adulte. MM. Potain et Vaquez ont montré que la pseudo-hypertrophie de croissance consiste en une dilatation du cœur consécutive à des troubles digestifs. D'autre part Martin, Neumann, ont insisté sur la distension de cet organe sous diverses autres influences. On voit avec quelle facilité et sous quelles causes les plus diverses la dilatation cardiaque se produit chez l'enfant, aussi n'est-il pas étonnant de la rencontrer encore dans les néphrites aiguës. D'ailleurs tous les cœurs ne réagissent pas d'une façon identique ; il existe des susceptibilités cardiaques individuelles, héréditaires pour M. le Pr Hutinel.

A côté de l'hypertension artérielle le cœur est encore influencé par d'autres facteurs. Les toxines des agents pathogènes des néphrites, les infections surajoutées, la rétention dans l'organisme des déchets urinaires peuvent agir sur lui comme sur le rein, soit directement, soit par l'intermédiaire du système nerveux. Parfois il est tellement touché que M. le Pr Hutinel a pu dire « que ces malades se présentaient plutôt comme des cardiaques que comme des rénaux. » Aussi cela explique-t-il les erreurs de diagnostic qui ont été commises.

Mais ici il semble que la dilatation ne soit pas seule en jeu pour produire ces troubles cardiaques. Une myocardite concomitante s'est développée le plus souvent qui a modifié la structure de l'organe ; aussi, à notre avis, est-ce ainsi qu'il faut comprendre les cas où le cœur reste gros après disparition de la néphrite ; ou admettre des différences individuelles assez grandes dans le volume normal du cœur.

Cette dilatation cardiaque n'existe pas seule le plus souvent ; il y a aussi des troubles du rythme ; érithisme ou bruit de galop.

Si Bouillaud et Potain ont établi nettement les premiers la signification clinique du bruit de galop dans le mal de Bright ; c'est Fraentzel qui principalement insista sur ce fait qu'il était un signe révélateur de dilatation et d'affaiblissement cardiaque. M. Vaquez confirme cette opinion en s'appuyant sur trois ordres de faits : l'augmentation de la matité précordiale avec souvent abaissement de la pointe du cœur, la non-permanence du galop et ses variations d'intensité et d'apparition, et enfin sa disparition sous l'influence de la digitale qui renforce le cœur. Mais pourquoi ne le rencontre-t-on pas à chaque fois que la pression s'élève et que le cœur se dilate ? Il faut peut-être penser, avec MM. Nobécourt et Voisin, « que l'état fonction-

nel du cœur et la facilité avec lequel il cède, interviennent
pour leur part. »

Chez l'enfant c'est surtout dans les néphrites aiguës
qu'on l'observe, alors que c'est le contraire chez l'adulte.
Mais, comme l'a montré M. Barié, « il n'y a pas de rapport étroit entre l'apparition du rythme de galop et l'an-
cienneté des lésions rénales. » Il cite le cas d'un jenne
homme de 19 ans qui, le 4e jour de l'apparition d'un exanthème scarlatineux, présenta pour la première fois un bruit
de galop diastolique très net en même temps qu'une faible quantité d'albumine dans les urines. A un certain
moment il eut pendant cinq à six jours un peu d'arythmie.
Or pendant cette période le galop disparut, pour se montrer de nouveau dès que les bruits eurent repris leur
régularité normale. » Il en est ainsi, ajoute M. Barié, toutes les fois que le rythme cardiaque vient à présenter
quelques irrégularités ou certaines intermittences allon-
geant le grand silence. Dans ces conditions, le ventricule
a le temps de se remplir presque totalement durant cette
diastole prolongée; en sorte que l'oreillette au moment de
sa contraction ne peut produire dans la cavité ventricu-
laire qu'un changement de tension si faible qu'il ne peut
engendrer qu'un bruit-choc de galop à peine appréciable,
le plus souvent même il manque tout à fait. »

Nous savons que la moindre défaillance du cœur dans
les cardiopathies retentit vite sur le foie, qui se congestionne et s'hypertrophie. Dans les cas de néphrites aiguës
chez l'enfant, nous avons vu que souvent il en était de
même et que l'hépatomégalie évoluait comme dans les
cardiopathies. Mais pourquoi n'en a-t-il pas toujours été

ainsi ? Nous ne pouvons mieux faire que de nous rattacher à l'opinion qu'émettait dès 1889 M. le Pr Hutinel. « Le foie, disait il, gardant son volume très longtemps, on ne peut invoquer comme cause unique l'asystolie et la stase hépatique ; il y a certainement un certain degré d'altéraration cellulaire ; mais elles ne doivent pas être très profondes, car la guérison en est la règle. » Ces lésions minimes sont le plus souvent produites par des troubles digestifs, des infections secondaires, des auto-intoxications qui interviennent soit isolément, soit associés aux modifications de l'appareil circulatoire. « L'évolution permet, du reste, écrit M. le Pr Hutinel en 1910, de faire le départ entre les divers éléments pathogéniques. Le foie se réduit-il et recupère-t-il à peu près ses dimensions normales, en même temps que diminue la dilatation du cœur ? Le diagnostic de foie cardiaque s'impose. Son volume persiste-t-il malgré l'amélioration de l'appareil circulatoire ? C'est que la stase n'avait qu'une importance secondaire ; cette seconde alternative, il faut bien le dire, constitue l'exception. »

Quant aux relations de l'œdème avec l'appareil cardio-vasculaire nous avons conclu que le parallélisme existe entre le poids et la dilatation cardiaque, mais qu'il ne marche pas franchement avec l'hypertension. Comme nous l'avons vu cette dernière dépend de causes multiples et n'implique pas forcément l'idée d'hydrémie. Mais celle-ci joue un rôle important, car, dès qu'un cœur tend à fléchir il n'est pas bon qu'il se trouve en face d'un organisme encombré de liquides ; c'est pourquoi dans les formes nettement caractérisées par des œdèmes et de l'albuminurie, le cœur est souvent très dilaté. Quant à la pathogénie de ces œdèmes et de leur formation, nous nous contenterons de rappeler que depuis les travaux de MM. Widal et Achard, on admet qu'ils sont dus à la rétention dans l'organisme des chlorures et des produits albuminoïdes qui attirent et fixent dans les tissus l'eau nécessaire pour rétablir le milieu intérieur au niveau isotonique, pour que les cellules de nos tissus puissent y vivre.

Comme nous venons de le voir tous ces phénomènes sont infiniment liés entre eux; ils s'enchaînent, se succèdent. Aussi pouvons-nous résumer ainsi les étapes successives des phénomènes cardio-vasculaires au cours des néphrites aiguës de l'enfance :

Le rein, atteint soit par les toxines microbiennes, soit par les germes infectieux eux-mêmes, se congestionne fortement, puis il se bouche; alors les œdèmes apparaissent, la tension artérielle s'élève et le cœur se dilate; le bruit de galop apparaît en même temps que le foie se congestionne et s'hypertrophie.

EVOLUTION ET PRONOSTIC.

Les néphrites ont presque toujours pour cause les germes pathogènes, ou plutôt les poisons sécrétés par ces germes. Les lésions évoluent suivant leur virulence ou leur durée d'activité, c'est-à-dire selon leur mode d'action, ou suivant le terrain ; et, à ce point de vue il faut distinguer celles qui éclatent à l'hôpital de celles qui se montrent dans la clientèle de ville.

A l'hôpital, en général, les petits malades présentent du 14e au 18e jour de leur scarlatine, un peu d'oligurie des urines hautes en couleur ou hémorrhagiques, contenant 1 gr. à 1 gr. 50 d'albumine. Le plus souvent on ne trouve pas d'anasarque, ou seulement quelque œdème fugace, peu accentué, très localisé soit aux paupières, soit au scrotum, et rarement il y a des troubles cardio-vasculaires. Rapidement tous ces symptômes peuvent disparaître ; mais ils peuvent traîner en longueur, et marquer l'empreinte du poison toxinique sur le rein. Elles aboutissent à des néphrites subaiguës, prolongées ; le rein reste sensible à l'avenir, et il faut craindre de voir s'installer la chronicité.

En ville, le tableau est tout différent. L'anasarque ici est prédominant ; il peut s'installer sur tout le tégument très rapidement, en quelques heures même suivant certaines observations. Les urines sont rares, on peut même voir de l'anurie, elles sont troubles, sanguinolentes, albumineuses. C'est ici qu'on retrouve toutes les complications cardio-vasculaires dont nous avons parlé précédemment; la tension artérielle s'élève, le cœur se dilate, faiblit, on peut entendre un bruit de galop et sentir à la palpation l'hypertrophie du foie. Ce tableau clinique se complète parfois, mais assez rarement, de vomissements et de myosis. Malgré cette allure dramatique, le pronostic n'est en général pas grave ; car le rein est simplement bloqué, et sitôt que la perméabilité urinaire est rétablie sous l'influence d'un traitement approprié, tout rentre rapidement dans l'ordre; les œdèmes disparaissent, la tension s'abaisse et le cœur, qui n'a plus un travail excessif, reprend son volume normal, le bruit de galop ne se fait plus entendre et le foie se cache sous les fausses côtes ; en même temps qu'une abondante diurèse élimine les chlorures en abondance et les produits toxiques retenus dans l'organisme. Le plus souvent, les organes, après cette crise, demeurent sains, non touchés dans leur structure, ne conservant qu'une plus grande vulnérabilité.

Les troubles cardio-vasculaires ne doivent donc pas assombrir le pronostic des néphrites aiguës qui évoluent vers la guérison. D'autre part l'examen presque quotidien des organes pourra aider à porter un avis favorable, s'ajoutant ainsi aux données fournies par l'observation clinique, l'examen des urines et les conditions d'apparition de la néphrite ; car nous avons vu en effet que la pression artérielle et le volume du cœur diminuaient progressivement, après une première phase d'augmentation, quand s'affirmait la guérison. Mais si, à la suite d'une néphrite aiguë, on voit la pression s'élever et le cœur se dilater, il faut craindre une poussée aiguë ou une maladie intercurrente.

Mais pour l'avenir que faut-il penser de ces malades ? Nous croyons devoir nous rattacher entièrement à l'appréciation que portait M. le Pr Hutinel quand il disait : « Après une telle secousse (en parlant de la néphrite postscarlatineuse), le cœur restera sensible ; son élasticité a été compromise, comme le prouvent les modifications du rythme que l'on percevra à l'occasion d'un peu de fatigue ou d'un incident intercurrent, négligeable en d'autres circonstances ».

En regard de cette néphrite scarlatineuse, à symptomatologie tapageuse, mais bénigne, puisque l'organisme est peu touché, mais reste seulement plus vulnérable, il faut placer les néphrites de cause banale ou inconnue à marche lente ou subaiguë, à début lent, sans grande réaction cardio-vasculaire ; elles sont en général tenaces et marquent leur empreinte sur tous les organes. Leur pronostic en est donc singulièrement assombri, si un traitement convenable n'enraie pas la maladie.

Pour le pronostic, il faut tenir compte de deux particularités sur lesquelles insiste avec juste raison M. le Pr Hutinel. C'est d'abord l'évolution par à-coups, avec rémissions plus ou moins prolongées, des néphrites aiguës prolongées de cause indéterminée ; on les appelle néphrites intermittentes. Leur pronostic en est sérieux, car si la thérapeutique n'est pas convenablement instituée de bonne heure, elles aboutissent naturellement et fatalement à la chronicité. D'autre part, c'est l'évolution souvent latente qu'elles prennent. Des enfants, ayant eu antérieurement une néphrite, reconnue guérie depuis longtemps, restent pâles, ne grandissent pas, s'essoufflent facilement. Il faut alors examiner les urines, et bien souvent on trouvera de l'albumine. Ou bien ce sont des troubles cardio-vasculaires qui persistent, soit une hypertrophie cardiaque, soit une augmentation de la tension artérielle, ou parfois une ébauche de bruit de galop ou un galop véritable, qu'on pourra faire remonter à leur vraie cause et soigner avant de voir s'installer une néphrite interstitielle chronique. Quoique portant un pronostic assez sérieux par elles-mêmes, elles peuvent guérir, car elles sont accessibles au traitement.

Dans les formes curables de néphrites aiguës quand l'albumine a disparu, il faut donc examiner attentivement le cœur et la pression, car chez certains enfants, ils ne reviennent pas de suite à leur état normal. Aussi est-il important de maintenir un certain temps une hygiène et un régime apopropriés pour aider et amener leur guérison définitive.

TRAITEMENT

Le traitement des complications cardio-vasculaires des néphrites de l'enfant s'adresse à la néphrite même et doit viser le régime, l'hygiène et la médication.

1° **Régime alimentaire.** — Dans la néphrite aiguë avec anasarque, hypertension artérielle, dilatation cardiaque, bruit de galop et gros foie, l'idéal serait la suppression absolue des aliments et des boissons; c'est le principe de la cure de soif d'Œrtel; mais pratiquement on comprend qu'elle est impossible à appliquer dans sa rigueur, car l'abstention totale des liquides amènerait une concentration du sang et une accumulation de produits toxiques dans l'organisme; si on ajoute qu'elle favorise l'anurie, on verra facilement qu'elle est contraire au but qu'on se propose.

Il vaut mieux, comme le préconise M. le Pr Hutinel, donner le régime suivant.

Il faut commencer par la diète hydrique, qui sera de 500 à 600 grammes d'eau de Vittel, d'Evian ou d'eau lactosée ou sucrée dans les 24 heures, pour un enfant de 6 à 10 ans.

Après un ou deux jours au maximum, il faut alimenter le petit malade. Le régime lacté lui convient très bien à condition de lui donner par prises régulièrement espacées :

500 grammes de lait suffisent dans les 24 heures. En même temps, dans l'intervalle on fera prendre 500 grammes d'eau.

Ce régime suffit ordinairement à faire disparaître rapidement les œdèmes et les troubles cardio-vasculaires. Aussi chez l'enfant, le régime lacté est-il le régime de choix. Mais la néphrite peut se prolonger: il faut alors, sous peine de voir dépérir son malade, substituer au régime lacté exclusif un régime mixte, lacté et hydrocarboné, parfois en y ajoutant un peu de viande, de préférence du porc. En plus des prises régulières de lait on donnera donc des pâtes, des farines, des mets sucrés.

Enfin il est des cas tenaces où ces régimes sont impuissants, mais il faut avouer qu'ils sont très rares chez l'enfant : les urines restent louches ou sanguinolentes, la tension artérielle est élevée, le cœur est dilaté, le foie gros, les œdèmes persistent. Il faut alors employer le régime déchloruré, qui ne guérit pas la lésion rénale, mais en atténue les effets néfastes.

M. le Pr Widal prescrit tout aliment où seulement le sel est exclu. M. le Pr Hutinel est plus exclusif et préconise le régime déchloruré hypoazoté, ayant remarqué que les matières azotées jouent un certain rôle dans les phénomènes de rétention; il interdit donc les viandes et les œufs, ne permettant que parfois la viande de porc. Le lait contient encore 1 gr. 50 de chlorure de sodium par litre, aussi vaut-il mieux ne l'employer qu'en petites quantités.

2° *Hygiène*. — Ce qui domine dans la néphrite aiguë de l'enfant et provoque tous les accidents d'anasarque et les désordres cardio-vasculaires, c'est la fluxion œdémateuse du rein qui est comme étranglé dans sa capsule. Aussi la première indication est de décongestionner l'organe et de pratiquer des émissions sanguines locales au niveau du triangle de J.-L. Petit au moyen de ventouses scarifiées, de sangsues, ou même de ventouses sèches dans les cas légers. M. le Pr Hutinel préconise l'enveloppement chaud et humide du tronc à l'aide de 15 à 20 épaisseurs de **tarlatane** recouvertes de taffetas et retenues par une bande de flanelle. Mais quelquefois ce traitement amène des éruptions vésico-bulleuses qui en contre-indiquent son emploi. Quand celles-ci surviennent, il suffit de saupoudrer largement avec du talc finement pulvérisé et de recouvrir d'une couche d'ouate bien sèche.

Si l'insuffisance glandulaire s'installe, ramenant souvent de l'anasarque et des troubles cardio-vasculaires, il faut y remédier en activant les autres sécrétions de l'organisme : la sécrétion sudorale par des bains de vapeur et d'air chaud, la sécrétion intestinale par des purgatifs drastiques comme :

Eau-de-vie allemande.....	5 à 10 grammes.
Sirop de nerprun.........	6 à 8 grammes.

ultérieurement par des laxatifs comme la magnésie anglaise, le sel de Seignette, l'huile de ricin.

Au début de la néphrite aiguë le repos complet au lit est indispensable. Plus tard, quand elle s'améliore on peut ne demander qu'un repos relatif, physique et intellectuel. De plus, non seulement dans les néphrites scarlatineuses, mais aussi dans celles d'origine différente, il est de toute nécessité d'éviter le froid, même d'une façon momentanée, aux petits malades.

Il ne faut pas négliger de désinfecter le pharynx, de stimuler par des frictions et des bains tièdes les fonctions de la peau, de panser les lésions cutanées d'impétigo, et d'injecter du sérum de Roux en cas de néphrite diphtérique qu'on a accusé à tort d'après M. L. Martin d'augmenter l'albumine.

3° **Médicaments.** — Ils visent surtout une dépuration rénale insuffisante, les signes d'intoxication de l'organisme, l'allure traînante de la maladie.

La *théobromine* mérite une place spéciale par son action élective sur le rein ; on donne 0,50 à 0,75 centigrammes au maximum dans les 24 heures à un enfant de 10 à 13 ans.

La *scille*, donnée sous forme de pilules de Lancereaux, avec de la scamonnée et de la digitale, agit parfois bien. Il faut la donner aux doses suivantes :

Poudre de scille
   —   de scamonnée } ââ 25 milligrammes.
   —   de digitale

Pour une pilule, prendre 2-3 pro die.

Mais si le système circulatoire paraît plus particulièrement touché, si le cœur dilaté ne reprend pas rapidement son volume normal, il faut recourir à la *digitale*. Faut-il mieux employer la digitaline que la macération de feuilles? Les avis sont partagés et il semble que suivant lés cas l'une et l'autre aient donné de bons résultats. Mais ce qu'il est surtout important de connaître c'est que, chez les enfants, les petites doses agissent plus favorablement que les grandes quantités. Comme l'a bien montré M. le professeur agrégé Nobécourt, une diurèse importante succède bientôt à l'ingestion quotidienne d'une seule goutte de la solution alcoolique de digitaline cristallisée Nativelle au millième. Aussi les doses suivantes, à partir de 10 ans, sont-elles suffisantes, I à V gouttes de la solution de digitaline au millième, ou 0,15 centigrammes de feuilles de digitale en macération dans un verre d'eau pendant douze heures, puis passer et sucrer.

La *convallaria* et la *convallamarine* peuvent aussi être employées. La *spartéine* également, à raison de 0,02 à 0,04 centigrammes dans les vingt-quatre heures.

Les *tisanes* sont parfois de bons adjuvants et, parmi celles qu'on peut employer, citons : l'uva-ursi, le chiendent, les queues de cerises et la lactose. M. le Pr Lancereaux a préconisé la teinture de cantharide à raison de I à II gouttes dans les vingt-quatre heures.

Enfin, M. le Pr Renaut a beaucoup vanté l'opothérapie rénale quand il y a persistance des accidents rénaux.

Pour résumer le traitement des néphrites des enfants s'accompagnant d'anasarque et de troubles cardio-vasculaires, je ne saurais mieux faire que de rappeler les paroles que M. le Pr Hutinel a prononcées dans une leçon, à l'Hôpital des Enfants-Malades :

« Le médecin, en face des néphrites infantiles, a surtout le devoir de porter toute son attention sur le régime et sur l'hygiène. C'est par le régime et par l'hygiène qu'on guérit les malades, ou que, dans les formes sérieuses, on prolonge leur existence. Il faut être sobre de médicaments, réservé dans les indications thérapeutiques et prudent dans les décisions qu'on doit prendre. Avant tout, il faut éviter de brutaliser le rein et se bien garder, sous prétexte d'entraver la marche des accidents, de faire ingérer des substances que la glande, déjà bloquée, ne pourrait éliminer. Il faut avant tout, éviter les infections surajoutées, si insignifiantes qu'elles puissent paraître, et surveiller, avec une scrupuleuse attention, tous les organes : bouche, tube digestif, appareil respiratoire, peau, etc... En un mot, il faut songer que le rein est fragile et avoir, pour principal objectif, de le ménager. »

CONCLUSIONS

Les troubles cardio-vasculaires des néphrites aiguës sont spéciaux à l'enfant ; car chez l'adulte, ils n'ont pas été rencontrés avec la même fréquence. Il importe donc de les rechercher systématiquement. L'examen de ces phénomènes nous amène aux conclusions suivantes :

I. -- Dans les néphrites aiguës tendant vers la guérison chez l'enfant, la pression sanguine est plus élevée, dans les premiers temps de la maladie, que pendant la phase de régression ou après disparition de l'albumine. Cette hypertension est donc transitoire.

II. — Dans les néphrites aiguës tendant à se prolonger, après une hypertension au début, la pression redevient normale ou faible, pour ne s'élever momentanément que lors des poussées aiguës.

III. — L'hypertension s'accompagne d'une dilatation cardiaque qu'on peut percevoir en mesurant la surface de matité précordiale, qu'on trouve augmentée. Le cœur tend le plus souvent à redevenir normal à mesure que s'affirme la guérison ; mais il est des cas où il reste gros après disparition de l'albumine.

IV. — La pression artérielle et le volume du cœur ont

une marche parallèle; l'hypertension coïncide avec l'augmentation de la matité précordiale et inversement la diminution du volume du cœur accompagne la baisse de la
pression artérielle.

V. — Le bruit de galop se rencontre chez l'enfant surtout dans les néphrites aiguës. Il est irrégulier, transitoire, fugace dans son apparition.

VI. — Il y a corrélation entre l'hypertension, la dilatation du cœur et l'apparition du bruit de galop.

VII. — Le foie des enfants atteints de néphrite aiguë,
se comporte comme dans les cardiopathies. Il s'hypertrophie quand le cœur se dilate et revient sur lui-même
quand celui-ci redevient normal. Toutefois, il est des cas
où il reste volumineux alors que le cœur est normal. Ces
faits semblent indiquer que la stase sanguine joue un
grand rôle, mais qu'une part aussi revient à l'infection.

VIII. — Le plus souvent, il y a marche parallèle entre
les variations du poids et du volume du cœur. La relation
entre le poids et la pression artérielle semble moins fré-
quente.

IX. — La succession des phénomènes cardio-vascu-
aires est celle-ci : Sous l'influence des toxiques microbiennes, le rein se congestionne, puis se bouche; il se
produit une rétention chlorurée dans l'organisme, des
œdèmes et une augmentation de poids. La pression artérielle s'élève et accroît le travail du cœur, qui, vu la brus-
querie des accidents, n'ayant pas le temps de s'hypertrophier, se dilate. Il le fait d'autant plus facilement que
chez l'enfant, il présente une élasticité et des propriétés

physiologiques qu'on ne retrouve plus çhez l'adulte, ou du moins, à des degrés si élevés. Il y a des troubles du rythme : éréthisme, bruit de galop. Le foie se congestionne et s'hypertrophie à la suite des troubles cardiaques.

X. — Les phénomènes cardio-vasculaires sont d'autant plus accentués que la néphrite a un début plus brusque.

XI. — Leur intensité au début d'une néphrite aiguë chez l'enfant ne doit pas faire porter un pronostic défavorable ; et celles qui s'installent insidieusement, sans grande réaction cardio-hépatique, sont souvent plus tenaces.

XII. — Ces phénomènes cèdent en effet très facilement au traitement et guérissent sans atteinte grave du cœur, qui reste seulement plus vulnérable, plus sensible.

XIII. — Le traitement des troubles cardio-vasculaires se résume en celui de la néphrite : diète hydrique et réduction des liquides. Plus tard, on instituera le régime lacté, qui est le traitement de choix chez l'enfant; enfin, le régime déchloruré hypoazoté. La digitale et la théobromine ne doivent être données que très prudemment aux enfants, à doses très minimes, et seulement quand le régime n'aura donné aucun résultat.

BIBLIOGRAPHIE

Anfreville de Jacquet de la Salle. — *Sur les souffles extra-cardiaques sans lésions organiques dans les fièvres éruptives et particulièrement la scarlatine.* Thèse de Paris, 1898-99.

Baginski. — *Traité de médecine des enfants,* 1862. Traduction GUINON et ROMME.

Barié. — *Société médicale des hôpitaux de Paris,* 23 octobre 1908.
— *Traité des maladies du cœur.*

Barré. — *Le cœur de l'enfant dans la scarlatine.* Thèse Paris, 1909-1910.

Bina. — Pouls et pression sanguine dans les néphrites de l'enfance. *Il morgagni,* Milan· 1908.

Brault. — *Traité de Médecine,* CHARCOT-BOUCHARD, tome V.

Castaigne. — Des inflammations non spécifiques des reins. *Manuel des maladies des reins* de DEBOVE-ACHARD.

Caussade. — *Néphrite pneumonique.* Thèse Paris, 1890.

Chauffard-Lœderich. — *Traité de médecine et thérapeutique,* BROUARDEL-GILBERT, article maladie des reins.

D'Espine et **Picot.** — *Manuel pratique des maladies de l'enfance.* 1880.

Durand-Viel. — *De la variation de la pression artérielle au cours de quelques maladies chez les enfants et particulièrement la scarlatine.* Thèse Paris, C. Steinheil, 1902-1903.

Duvernay. — De la néphrite impétigineuse. *Lyon médical,* 25 avril 1909.

Fanoli. — La sfigmomanometria nei bambini. *La pediatria,* 1904.

Girard (J.). — *Syndrome infectieux tardif au cours de la scarlatine*, Thèse Paris, 1899-1900.

Gouget. — Néphrite post-scarlatineuse tardive, *Bulletin Société
anatomique*, 1894.

Grancher-Comby. — *Traité des maladies de l'enfance*, tome III.

Guiard (Y.). — *De la néphrite dans l'impetigo chez l'enfant.*
Thèse Paris, 1907-1908.

Heubner. — Ueber chronische Nephritis und Albuminurie im Kin.
deshalter. *XII⁰ Congrès international médecine*, Moscou 1897,
Section II, p. 1.

Huchard. — *Traité des maladies du cœur.*

Hutinel. — Détermination rénale et hépatique de la scarlatine,
   Journal de médecine et de chirurgie pratiques, 1889.

   — La néphrite impétigineuse. *Journal des praticiens*,
      25 janvier 1908.

   — Les néphrites de l'enfance. Caractères cliniques des
      néphrites avec anarsaque. *Bulletin médical*, 29 jna-
      vier 1910.

   — Les néphrites de l'enfance. Evolution et pronostic.
      Bulletin médical, 5 février 1910.

   — Les néphrites de l'enfance. Traitement. *Bulletin mé-
      dical*, 16 février 1910

   — Syndrome d'insuffisance surrénale au cours de la
      scarlatine, *Bulletin médical*, 17 mars 1909.

Hutinel et Pr. Merklen. — *Les maladies de l'enfance*, 1909,
tome III.

Kolossowa (Mˡˡᵉ A.). — La pression sanguine chez les enfants
dans les conditions physiologiques et pathologiques (avec le tonomètre de Gärtner). *Archives de médecine des enfants*. 1902, V.

Lavenant. — *Néphrites aiguës tuberculeuses.* Thèse de Paris,
1905-06.

Lécorché et **Talamont.**

Martin (L.). — *Bulletin médical*, 25 avril 1908.

Merklen (P.). — *Examen et séméiologie du cœur. Signes physiques* (Encyclopédie scientifiques des aides-mémoires), p. 142.

Mollard et **Regnault**. — Myocardite diphtérique expérimentale *Bulletin Institut Pasteur*, 1897.

Muggia. — *IIIe Congrès de pédiatrie*. Turin, octobre 1908.

Nobécourt. — *Précis de médecine infantile*, 1907.

— Emploi du sphygmo-signal de Vaquez pour l'étude de la pression artérielle chez l'enfant. *Bulletin de la Société de Pédiatrie*, décembre 1908.

— Le cœur dans la scarlatine de l'enfant. *La Clinique*, 25 mars 1910.

Nobécourt et **Darré**. — Le cœur, la pression artérielle et les éliminations urinaires dans un cas de néphrite post-scarlatineuse. *Bulletin Société de pédiatrie*, décembre 1905.

Nobécourt et **Harvier**. — Considérations sur un cas d'urémie éclamptique post-scarlatineuse, en particulier sur les phénomènes cardio-vasculaires. *Bulletin Société medicale hôpitaux de Paris*, 23 octobre 1908.

Nobécourt et **Tixier**. — La pression artérielle dans la scarlatine de l'enfant. *Journal de pysiologie et de pathologie générale*, mai 1908.

Nobécourt et **Voisin (R.)**. — L'appareil vasculaire dans les néphrites de l'enfance. *Archives de médecine des enfants*, décembre 1909.

Olinto (B.). — Il polso e la pressione sanguigna nelle nephrite del bambini con richerche sfigmografiche. *Il morgagni*, août 1908, p. 413.

Pallegoix. — *Les néphrites aiguës bénignes dites primitives chez l'enfant*. Thèse Paris,, 1901-1902.

Potain. — *Cliniques de la Charité*, 1894.

— *La pression artérielle de l'homme à l'état normal et pathologique*. Paris, 1902.

Potain et **Vaquez**. — Du cœur chez les jeunes sujets et de la prétendue hypertrophie de croissance *Semaine médicale*, 1895.

Rilliet-Barthez et **Sanné**. — *Traité clinique et pratique des maladies des enfants*, 3e édit., 1887, tome II.

Rilliet (Frédérick). — *De la mesure clinique de la pression sanguine*. Thèse Genève, 7 mai 1904.

Vasseur (Mlle). — *Contribution à l'étude des néphrites hémorragiques chez l'enfant.* Thèse Paris, 1909-1910.

Vaquez. — Hypertension. *Congrès français de médecine de Paris,*
1904.

— Des effets mécaniques de l'hypertension sur le système
cardio-aortique. *Semaine médicale,* 1905.

Voisin (Roger). — Sur l'état de la circulation périphérique dans la
crise d'éclampsie. *C. R. de la Société de biologie,* 8 mai 1909.

TABLE DES MATIÈRES

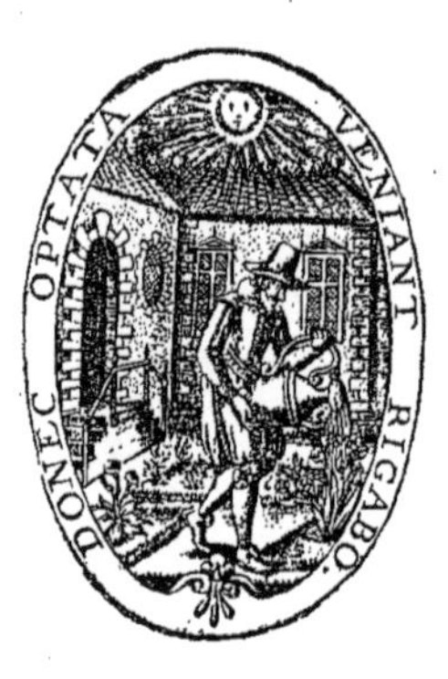DONEC OPTATA VENIANT RIGABO